国家科学技术部"十三五"国家重点研发计划项目共同推动

——医用内窥镜评价体系的构建和应用研究(2017YFC0113500)

——基于医疗"互联网＋"的国产创新医疗设备应用示范(2017YFC0114100)

肺部微创高新诊疗
技术手册

名誉主编　赫　捷　　何建行　　张　逊　　刘德若

主　　编　胡　坚　　高树庚　　陈克能　　冯靖祎

副主编　徐金明　　谭锋维　　曹金林　　马洪海

U0236352

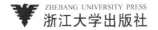

ZHEJIANG UNIVERSITY PRESS
浙江大学出版社

图书在版编目(CIP)数据

肺部微创高新诊疗技术手册/胡坚等主编. — 杭州：
浙江大学出版社，2021.9
ISBN 978-7-308-21474-2

Ⅰ. ①肺… Ⅱ. ①胡… Ⅲ. ①肺疾病－显微外科学－
技术手册 Ⅳ. ①R655.3－62

中国版本图书馆 CIP 数据核字(2021)第 110856 号

肺部微创高新诊疗技术手册

胡　坚　高树庚　陈克能　冯靖祎　主编

责任编辑	张　鸽(zgzup@zju.edu.cn)　殷晓彤
责任校对	季　峥
封面设计	周　灵
出版发行	浙江大学出版社
	(杭州市天目山路 148 号　邮政编码 310007)
	(网址:http://www.zjupress.com)
排　版	杭州朝曦图文设计有限公司
印　刷	浙江省邮电印刷股份有限公司
开　本	880mm×1230mm　1/64
印　张	4.75
字　数	160 千
版印次	2021 年 9 月第 1 版　2021 年 9 月第 1 次印刷
书　号	ISBN 978-7-308-21474-2
定　价	68.00 元

《肺部微创高新诊疗技术手册》
编委会

名誉主编　赫　捷　何建行　张　逊　刘德若

主　　编　胡　坚　高树庚　陈克能　冯靖祎

副 主 编　徐金明　谭锋维　曹金林　马洪海

编者名单（按姓氏拼音排序）

蔡开灿　南方医科大学南方医院

陈求名　浙江大学医学院附属第一医院

陈志军　浙江省舟山医院

程　钧　浙江大学医学院附属第一医院

杜澄利　浙江大学医学院附属第一医院

郭占林　内蒙古医科大学附属医院

黄云超　云南省肿瘤医院

金成华　浙江大学医学院附属第一医院

李单青　北京协和医院

李鹤成　上海交通大学医学院附属瑞金医院

李向楠　郑州大学第一附属医院

林　旭　浙江大学医学院附属第一医院

吕　望　浙江大学医学院附属第一医院

马洪海　浙江大学医学院附属第一医院

牛越群　浙江大学医学院附属第一医院

任思佳　浙江省台州医院

沈建飞　浙江省台州医院

沈琦斌　湖州市中心医院

沈韦羽　宁波市医疗中心李惠利医院

盛宏旭　浙江大学医学院附属

石　邈　浙江省舟山医院

石　岩　浙江大学医学院附属第一医院

孙　诠　山西省肿瘤医院

滕　啸　浙江大学医学院附属第一医院

谢德耀　温州医科大学附属第一医院

徐　侃　杭州市红十字会医院

徐文震　三门县人民医院

薛　涛　东南大学附属中大医院

喻光懋　绍兴市人民医院

张春芳　中南大学湘雅医院

张　军　嘉兴市第二医院

张临友　哈尔滨医科大学附属第二医院

张玉前　浙江大学医学院附属第一医院

刘金石　　楼国梁　　陆允平　　闻夏轶　　吕颖莹
马德华　　彭丛兄　　戚维波　　任　哲　　尚文军
沈　钢　　史信宝　　孙　静　　汤红光　　万海军
汪路明　　王显松　　王志田　　吴鸿念　　吴旭辉
吴益和　　徐鹤云　　杨春波　　杨明磊　　叶　波
叶敏华　　俞晓军　　曾　剑　　曾理平　　占晓洪
张　翀　　张志豪　　章响艳　　章　雪　　林郑骏
郑勇洪　　周成伟　　周志友　　祝明华　　祝子逸

前　言

　　在高新数字时代背景下,医学发展日新月异,多学科不同领域的交叉融合、协作诊疗模式的实践及内外科创新技术的杂交应用,使胸外科手术技术和综合治疗从单一的传统经典手术向微创和加速康复的方向迅速发展。经自然腔道介入诊断治疗进一步推动了胸外科无痕化与微创诊疗理念的转变和升级。人工智能新技术的开发和应用也极大地促进了胸外科治疗模式的变革和优化。

　　《肺部微创高新诊疗技术手册》由浙江大学医学院附属第一医院胸外科中青年骨干专家团队联合全国各大临床中心的专家同道们共同撰写,旨在重点介绍目前胸外科不断涌现的创新技术的临床应用及前景,涉及人工智能、医疗大数据,胸腔镜微创精准手术,智能化与专科化手术机器人,一站式经皮肺穿刺细胞学诊疗技术,气管镜、超声支气管镜及电磁导航支气管镜相关介入诊疗技术,数字化无水化闭式引流装置及加速康复等专业内容，并通过路径化图解的形式对各项技术的特色及杂交应用进行了系统化总结，充分展示了在规范化诊治基础上的个体化诊疗方案的实施及应用情况。

希望本手册可以成为一线胸外科临床医生的良师益友，为进一步开展创新技术提供临床建议和发展方向。

胡　坚

2021 年 6 月于杭州

目　录

第1章　人工智能与肺癌

人工智能(artificial intelligence，AI)的概念最早于20世纪50年代提出，但是受当时计算机技术水平限制，因此在应用方面并没有取得实质性进展。由利兹大学在1972年研发的一款软件AAPHelp，是在医疗领域最早出现的人工智能系统，其主要功能是为腹部剧痛提供辅助诊断以及解决手术的相关需求。但是，由于疾病诊断与治疗的复杂性高，所以医疗人工智能的早期探索并不成功。20世纪八九十年代，人工智能开始应用于解决实际问题，但是由于计算机计算能力有限和相关技术的限制，可用于分析的数据量太小，所以深度学习在模式分析中并没有表现出优异的识别性能。随着计算机处理能力的提高和科技的迅猛发展，机器学习(machine learning)在各个领域都取得了一定的突破。深度学习(deep learning)作为机器学习的一个分支，允许计算模型模仿大脑神经元之间的传递方式进行学习，以一系列独特的处理方式对数据进行多层次的提取[1]。与传统的计算机学习方式相比,深度学习的最独特之处在于,它可以从原始数据中自我总结、生成适合任务的模型,而摒弃以人为主导的提取、生成模型的方式。近年来,深度学习方法已在各个领域实现突破,包括图像识别[1,2]、语音识别[3]以及信息技术等方面。但是,在医学领域,深度学习的应用尚处于起步阶段。医学影像及电子病历系统非常适合通过深度学习方法进行分析。一些初步的成果包括:深度学习在检测苏木精和伊红染色(H&E)的淋巴结转移中的应用;通过皮肤照片进行皮肤癌病变的诊断和通过眼底镜图像进行糖尿病性视网膜病变的诊断[4-7]。在放射影像学中,深度学习通过自动识别影像学资料并生成合适的诊断及鉴别诊断的方式来提高医生的工作效率。将深度学习方法应用于电子病历数据挖掘,甚至通过患者的医学影像学改变进行诊断、指导治疗,并改善患者预后。基于云端的深度学习算法将不再局限于单个医疗系统[8]。目前,深度学习算法在临床方面的应用处于广泛研究阶段,以满足日益增长的临床需求。

世界卫生组织(World Health Organization, WHO)旗下国际癌症研究署于 2020 年发布的全球癌症报告(GLOBOCAN2020)显示,肺癌仍然是全球发病率最高的癌症之一,同时也是死亡率最高的恶性肿瘤[9],并且大多数患者在诊断时已处于终末期。在我国,国家癌症中心公布的 2015 年全国肿瘤流行情况分析显示,肺癌的发病率和死亡率仍居首位。每年约有 63.1 万人死于肺癌[10]。肺癌生存率与首次确诊时的疾病阶段高度相关。因此,对肺癌的早期诊断、早期治疗显得尤为重要。在胸部影像学中,最主要的检查是胸部 X 线片和胸部计算机断层扫描(computed tomography,CT)。在开发和应用计算机辅助诊断(computed aided diagnosis,CAD)系统检测肺结节方面,全球做出了巨大的努力[11-13]。但是,在临床实践中,CAD 系统的性能仍然较差(例如,经常出现假阳性和假阴性)。深度学习方法具有克服现有 CAD 系统局限性的能力[14, 15]。此外,关于疾病的诊断和生存预测,可以成功使用深度学习算法进行研究[16]。

下面,我们将从影像学诊断、病理学诊断、肺癌诊疗决策系统、肺癌患者的预后评估四个方面讨论人工智能辅助肺癌诊疗。

1.1　人工智能辅助肺癌的影像学诊断

随着低剂量计算机断层扫描（low dose computed tomography，LDCT）的普及，肺癌的早期诊断率已经有了明显提高。许多可疑的肺部结节，如实性结节（solid nodule）、部分实性结节（part-solid nodule）和磨玻璃密度结节（ground glass opacity nodule，GGO），被早期筛查出。但是，如何在大量肺部结节中准确地区别原位癌（carcinoma in situ，CIS）、微浸润腺癌（minimally invasive adenocarcinoma，MIA）和浸润性腺癌（invasive adenocarcinoma，IA），成为现在影像及临床医生的工作难点及重点[17]。随着人工智能在医疗领域的应用增加，人工智能系统在通过胸部 CT 进行的肺癌智能诊断中也得到了充分的研究和应用。通过人工智能辅助诊断，可以提高影像及临床医生诊断病情的准确率和工作效率[18]，并且这对缓解医疗资源和医患矛盾也有重要的意义。

传统的计算机辅助的肺癌诊断程序设计过程主要分为数据预处理、肺实质的影像学分割、肺结节检测以及病变诊断等步骤[19]。在深度学习技术兴起后，逐渐用深度学习算法替代传统方法中肺实质分割、肺结节检测与诊断工作。这不仅提高了辅助诊断的速度，而且提高了辅助诊断的准确性。

（1）在数据预处理方面，传统的计算机辅助与深度学习辅助并无差异，主要分为间隔处理与像素值处理。间隔处理是指将 3D 的肺部影像学资料转化为一系列的 2D 切片时，相邻切片的间隔。因此，一般先用冠状位、矢状位、横截位对 3D 的肺部影像学资料进行重采样，再将相邻切片厚度调整为 1mm×1mm×1mm，以便将不同来源的 CT 扫描数据放在同一模型中应用。在采集胸部 CT 影像后，所得的 X 射线衰减值为亨氏单位（hounsfield unit，HU）。其中，水的 HU 值为 0，空气的 HU 值为 −1000，其他物体的 HU 值可以以水和空气的 HU 值为参考进行计算。计算公式如下：

$$HU = \frac{\mu_x - \mu_{水}}{\mu_{水} - \mu_{气}}$$

其中，x 为测算物体，μ 为线性衰减系数。给 CT 影像学中的各组织赋予 HU 值并进行统一化，称为像素值处理。

（2）肺实质分割是人工智能辅助诊断的重要组成部分。其目的是将肺组织从影像学资料中完整提取出来，并与周围组织和器官鉴别开。成功的肺实质分割可以提高肺结节的诊断率[20]。但是在实际操作中,由于肺部的很多组织结构(例如肺血管、气管、支气管等)具有相似的 HU 值,并且 HU 值在各个结构中为非均值表达,所以肺实质分割一直是人工智能辅助检测的难点及重点。我们通常用有效性、准确性、稳定性和自动化程度来评估肺实质分割算法的表现[21]。

自动肺分割的主要方法包括阈值法和可变模型法两类。阈值法是利用迭代法来判定最优化阈值,辅以连通性和拓扑结构等参考标准进行肺分割[22]。然而,由于肺内部存在许多人体组织和非人体组织 HU 值相近的部分,所以单纯地采取肺分割并不能取得良好的效果。于是,出现了阈值法结合其他方法的改进方法,如区域增长算法[23-28]、形态过滤算法[23, 25, 29-33]、连接域分析法[34, 35]、边界检测法[27]和滚球算法[30]等。在可变模型法中,主要方法是活动轮廓模型[36-38]。由于深度学习算法的兴起,深度学习的方法被应用于肺实质分割中。卷积神经网络(convolutional neural network,CNN)是一种特殊的深度学习算法,它依赖于大量的数据工程以及相当的专业领域知识,设计了一个“特征提取器”算法,将原始数据转换成合适的形式,以便进一步计算分析[39]。它与哺乳动物视觉皮层的学习方法类似[40]，并且引领了计算视觉领域的最新进展，包括自动驾驶等。在大数据时代到来以及计算机计算能力增强后，CNN 已经在肺分割领域取得了一定进展。CNN 主要包含卷积层、池化层和全连接层 3 种网络层。CNN 的简要构架包括 1 个卷积层、1 个最大池化层和 1 个全连接层。CNN 的关键在于多层堆栈。多层堆栈就是将单层的卷积层堆叠，将前 1 层的输出当作后一层的输入，以生成 CNN。然后进行局部连接，同时加上权值共享和池化操作。这样既降低了模型的复杂程度，也减少了参数的数量。池化的过程是指将 4×4 的特征图池化后，转为 2×2 的特征图。Sun 等[41]设计并实现了 CNN 的深度学习算法，对肺部图像数据库联盟的肺癌患者的影像学进行区域检测，然后在此基础上利用支持向量计算法对人工提取的 28 个特征进行逻辑分类。结果表明，基于深度学习算法的性能均超过了传统计算机辅助诊断系统。Schalekamp 等[12]也提出了一种用于肺 CNN 框架的方法，并取得了较好的分割效果，该方法也被应用于关于肺结节的各种 CAD。可见，深度学习方法在人工智能辅助肺癌的影像学诊断中有显著优势。

（3）肺结节检测与诊断是人工智能辅助肺癌诊断的关键步骤之一。肺结节检测的主要难题是要从分割完成的肺区内精准识别肺结节，并将肺结节与肺内的血管、各级支气管、淋巴结等形态具有一定相似性且 HU 值相仿的结构进行区分。传统的人工智能检测方法先通过阈值法筛选出疑似结节[42，43]，再基于已提取的肺癌结节的特征，将疑似结节的特征进行比较，得出一个变量（数值范围为 0～1），提示是否为恶性结节。为了克服肺结节检测的困难，一些分类器的算法也被广泛应用于肺结节检测，包括线性判别法[31，44]、模板匹配法[45] 等。此外，CNN[45-47] 由于拥有独特的特征学习能力，所以在肺结节检测中也具有较高的准确性，工作效率较高。

而对于临床医生而言，只要将人工智能服务器置入医院的网络系统中，并与 CT 检查的影像归档和通信系统相连，在患者完成胸部 CT 检查之后，人工智能就会自动通过医院网络系统抓取患者的影像学信息，通过人工智能计算后将辅助诊断结果传至临床医生的阅片终端。该过程通常只需要数秒钟[48]。人工智能辅助肺部小结节诊断系统对 CT 机器的硬件无特殊要求，16 排及以上的螺旋 CT、平扫 CT、薄层（1.5mm）CT 即可。

肺结节诊断的 CAD 可以为我们提供肺小结节的信息,如肺结节的位置、大小(包括最长径、最大截面积和体积)、性质(纯磨玻璃样结节、部分实性结节、实性结节)和恶性概率(低危、中危、高危)等。对于所有筛查出的小结节,按照高危、中危、低危的顺序,体现在人工智能辅助肺癌诊断分析报告上,供临床医生参考。

但是,想要完善肺结节诊断 CAD 系统,需要建设一个完善、稳定及可重复的数据库。肺图像数据库联盟和图像数据库资源在 2011 年联合建立了一个数据库。迄今为止,该数据库内包含了 1018 例胸部 CT 扫描图像,并且由 4 位胸部放射科医生对这些图像做了注释。该数据库为医学影像研究提供了一个公开的参考,为推动肺结节诊断 CAD 在临床实践中的发展、验证和传播提供了重要的医学影像研究资源[49-52]。Hua 等[53]于 2015 年发布了第一个基于深度学习的肺部结节检测算法,其敏感性和特异性分别为 73% 和 80%,优于其他任何不基于深度学习的肺结节诊断 CAD 系统。2016 年,Setio 等[54]也发布了基于 CNN 的肺结节诊断 CAD,其敏感性高达 85.4%。近期的研究显示,基于 CNN 的 CAD 的敏感性高达 95%,但是其假阳性率分布的区间较大

(1.17～22.4)[33,55,56]。目前,我国各大临床中心都有自己的肺结节 CT 数据库。但是,国内尚未有类似于肺图像数据库联盟和图像数据库资源所建立的公开的数据库。

近年来,国内外的科研企业也陆续发表了自己的肺癌辅助诊断研究成果。阿里巴巴于 2017 年 7 月正式对外发布的 Doctor You 系统,对肺结节识别的准确度已达到 90％以上。腾讯也于同年 9 月份推出了腾讯觅影系统,该系统对早期肺癌诊断的敏感性达到 85％,同时对直径在 3～10mm 的微小结节的检出率超过了 95％。

在 2018 年的中国医师协会胸外科医师分会年会的人工智能辅助肺小结节定性诊断体验专场,来自全国的 30 余位胸外科专家体验了人工智能辅助肺癌的影像学诊断系统的魅力。从华西医院影像科及病理科提供的 500 例有病理诊断的肺小结节病例中,现场抽取了 125 例,并将这些病例分成病灶直径＜1cm 和 1～3cm 两组。现场应用人工智能辅助肺癌的影像学诊断系统进行辅助诊断。结果表明,在对两组病例的定性诊断中,人工智能辅助肺癌的影像学诊断系统的平均诊断时间为 4.7s/例,诊断准确率均高于专家独立诊断组(见表 1-1)[48]。

表 1-1　人工智能辅助小结节定位诊断体验专场统计结果

项目	结节＜3cm		结节 1～3cm	
	AI 组	专家组	AI 组	专家组
时间（s）	4.7	39.9	4.7	31.5
准确率（%）	78.1	64.1	82.5	71.9

　　但是，目前所使用的人工智能辅助肺癌的影像学诊断系统也仍有缺点，比如其仅能用于肺部小结节的筛查，对较大的肺占位性病变并不能准确识别。这可能是因为缺乏足够的深度学习。因此，目前在实际临床应用中，人工智能辅助肺癌的影像学诊断系统仅用于肺小结节的筛查。

1.2　人工智能辅助肺癌病理学诊断

　　肺癌病理诊断的关键是肺癌的组织学分类。最常见的两种非小细胞肺癌是肺腺癌和肺鳞癌，对两者的治疗指南也是截然不同的[57-59]。因此，准确地识别肺癌的组织学特征并进行分类，对肺癌的治疗有重要意义。目前，对肺癌的诊断主要根据传统组织学特征，包括肉眼及显微镜下的形态学改变，以及免疫组化结果。

近些年来，数字化病理（digital pathology，DP）的兴起为人工智能在病理诊断中的应用奠定了基础。数字化病理的核心技术在于全切片数字化扫描和病理图片分析算法。数字化病理切片（whole slide image，WSI）的成果可被用于图像检索、人工智能学习（尤其深度学习），从而为 CAD 的病理数字模型的建立扫清障碍。同时，数字化病理切片还可以突破地域及距离的限制，实现基于互联网的远程数据传输。

全切片数字化扫描是指将传统光学放大装置（与显微镜相似）与数字系统相结合，通过将传统切片进行数字化扫描，采得高分辨数字影像，再进行高精度的复原及多视野下的拼接处理，将扫描的病理切片图像量化处理，得到完整的形状、大小、颜色等信息，继而得到完整的数字化病理切片[60]。与传统病理切片相比，数字化病理切片具有存储方便、易于检索调阅、不易褪色、不易丢失等优点，但是也存在数据存储需求量大、网络传输速度要求高的缺点[61]。随着新存储介质的发展和 5G 网络的兴起，数据包传输速度大大加快，中间信息丢失量大大减少，为互联网的远程数据传输和病理会诊奠定了良好的基础。更关键的是,数字化病理切片与人工智能、大数据和云技术结合,更好地建立肺癌病理诊断的 CAD。既往研究显示,数字化病理切片与传统病理切片的一致率较高[62]。

但是,数字化病理切片所得到的是完整的数字扫描结果,其中所包含的信息量巨大,存在大量复杂、冗余的信息,导致数字化病理切片的应用也有一定的局限性[63-66]。由于病理诊断需要对细胞甚至细胞核、细胞质的形态进行分析,所以需要不断改进扫描技术、提高扫描精度,获取更精细而全面的图像。并且,具有诊断价值的细胞会广泛分布,对这些病变细胞的识别和确认需要花费病理医生更多的精力,增加了临床医生工作的负担。目前,数字化病理切片在临床中并没有得到广泛应用。当前研究的热点在于克服数字化病理切片的缺点,提取和分析出数字化病理切片中所携带的诊断特异性信息。于是,人工智能辅助的病理图像分析算法应运而生。人工智能辅助的病理图像分析算法主要用于解决以下问题:①提取数字化病理切片的影像学特征;②对组织进行检测和分割;③对病理组织进行分类和分级。而 CNN 作为人工智能机器学习的分支,在图像分析处理方面有得天独厚的优势,其可直接提取出图像的深层特征信息,识别并总结病理学家们当前无法总结的特征,并通过自主学习生成模型[67]。目前,通过 CNN 算法建立的模型已经实现甲状腺癌筛查[68]、皮肤癌的分类及诊断[4]、视网膜病变的检测[69]等。在肺癌方面,CNN 也通过对数字化病理切片数据的深度学习[70],进行组织学病理分型、淋巴结转移检测、基因突变预测及预后突变预测等。

在部分肿瘤研究中,CNN 模型已经可以用于鉴别肿瘤的良恶性及分型。在前列腺癌中,CNN 模型判断良恶性的准确率高达 97%[71]。在乳腺癌中,CNN 模型判断的准确率也高达 83%[72]。在胃癌领域也有类似的研究,其在三分类中(非肿瘤;腺瘤或疑似腺瘤;癌或疑似癌)与病理学家诊断的一致率为 55.6%[73]。在肾透明细胞癌中,通过最大核的大小来区分高级别肿瘤和低级别肿瘤的假阳性率为 0.2,真阳性率为 1.0[74]。在肺癌中,虽然目前尚未有关于良恶性鉴别的研究,但是 Coudray 等[75]通过 TCGA 数据库成功训练了 CNN 模型识别肺腺癌和肺鳞癌,测试集的受试者工作特征曲线下面积(AUC)为 0.97。同时,他们还训练 CNN 识别肺腺癌的突变,包括 STK11、EGFR、FAT1、SETBP1、KRAS 和 TP53,AUC 值从 0.733 到 0.856 不等[75]。

而在 Wang 等[76] 的 CNN 模型研究中,通过训练 14926 例胸部 CT 预测表皮生长因子受体(EGFR),AUC 值为 0.81。因此,CNN 模型可以协助病理学家诊断肺癌并预测突变位点。Gertych 等[77] 于 2019 年训练 CNN 模型识别肺腺癌亚型,包括以实性成分为主、以微乳头成分为主、以腺泡样成分为主、以筛状为主的肺腺癌亚型以及非癌组织,在 TCGA 数据库中的准确率高达 84.0%。Wei 等[78] 通过达特茅斯-希契科克医疗中心的数据训练 CNN 模型识别肺腺癌亚型,并将结果与 3 位病理学家的诊断结果进行比对,结果显示,两者之间的诊断一致性为 66.6%。可见,人工智能可以辅助病理学家对肺腺癌亚型做出诊断。

1.3　人工智能辅助肺癌诊疗决策系统

目前,肺癌诊疗指南已对肺癌的诊疗有所规范,但是肺癌治疗的同质化水平还是很低。同一患者在不同的医疗机构或者不同的肺癌诊疗科室,可能得到不同的诊疗方案。即使在诊疗指南指导下,对一些特定分期的肿瘤(如局限期小细胞肺癌或 III A-N2 期非小细胞肺癌)也需要在多学科讨论下决定治疗方案。不同医生也可能有不同的诊疗意见。根据患者的不同情况,个体化治疗及精准治疗可以改善患者的预后。人工智能辅助肺癌诊疗决策系统可以成为解决此类问题的有效方法。人工智能辅助肺癌诊疗决策系统依托于深度学习算法,基于数据库(比如TCGA)和医院电子病历系统中患者的诊疗信息,结合患者预后信息,生成算法。如此,人工智能辅助肺癌诊疗决策系统可以根据患者的个体信息,如性别、年龄、肺功能、基础疾病等,再结合患者的肿瘤特征,如肿瘤大小、位置、是否有局部转移等,结合指南,给出关于此患者具体的诊疗意见及预后评估的建议。因此,通过人工智能辅助肺癌诊疗决策系统可以做到精准治疗及个性化治疗。

1.4　人工智能辅助预后评估

肺癌患者的预后差异较大。病理诊断明确的患者,预后也有不同。Yu 等[79]获取了 TCGA 数据库中 2186 例肺腺癌和肺鳞癌患者的数字化病理切片,及斯坦福肿瘤数据库中的 294 例患者的数字化病理切片,利用机器学习的方法,提取 9879 个图像学特征并评估这些特征,生成一个可以区分肺腺癌及肺鳞癌的分类器,并用来预测患者的生存时间。研究结果表明,通过机器学习生成算法,可以有效区分肺腺癌和肺鳞癌(AUC>0.75)。并且,通过它还能预测 I 期腺癌(log-rank $P=0.0023$)和鳞癌(log-rank $P=0.023$)的长期生存率。

参考文献

[1] LeCun Y,Bengio Y,Hinton G. Deep learning[J]. Nature,2015,521:436-444.

[2]Vintch B,Zaharia AD,Movshon JA,et al. Efficient and direct estimation of a neural subunit model for sensory coding[J]. Adv Neural Inf Process Syst,2012,25:3113-3121.

[3]Arora V,Lahiri A,Reetz H. Phonological feature-based speech recognition system for pronunciation training in non-native language learning[J]. J Acoust Soc Am,2018,143:98.

[4]Esteva A,Kuprel B,Novoa RA,et al. Dermatologist-level classification of skin cancer with deep neural networks[J]. Nature,2017,542:115-118.

［5］Gulshan V，Peng L，Coram M，et al. Development and validation of a deep learning algorithm for detection of diabetic retinopathy in retinal fundus photographs［J］. JAMA，2016，316：2402-2410.

［6］Ehteshami Bejnordi B，Veta M，Johannes van Diest P，et al. Diagnostic assessment of deep learning algorithms for detection of lymph node metastases in women with breast cancer［J］. JAMA，2017，318：2199-2210.

［7］Ting DSW，Cheung CY，Lim G，et al. Development and validation of a deep learning system for diabetic retinopathy and related eye diseases using retinal images from multiethnic populations with diabetes［J］. JAMA，2017，318：2211-2223.

［8］Doi K. Computer-aided diagnosis in medical imaging：historical review，current status and future potential［J］. Comput Med Imaging Graph，2007，31：198-211.

［9］Sung H，Ferlay J，Siegel RL，et al. Global cancer statistics 2020：GLOBOCAN estimates of incidence and mortality worldwide for 36 cancers in

185 countries[J]. CA Cancer J Clin,2021,7(13):209-249.

[10]Zheng RS, Sun KX, Zhang SW, et al. Report of cancer epidemiology in China, 2015[J]. Zhonghua Zhong Liu Za Zhi,2019,41:19-28.

[11]McAdams HP, Samei E, Dobbins J 3rd,et al. Recent advances in chest radiography[J]. Radiology,2006,241:663-683.

[12]Schalekamp S, van Ginneken B, Koedam E,et al. Computer-aided detection improves detection of pulmonary nodules in chest radiographs beyond the support by bone-suppressed images[J]. Radiology,2014,272:252-261.

[13]Liang M, Tang W, Xu DM, et al. Low-dose CT screening for lung cancer:computer-aided detection of missed lung cancers[J]. Radiology,2016,281:279-288.

[14]Cicero M, Bilbily A, Colak E, et al. Training and validating a deep convolutional neural network for computer-aided detection and classification of abnormalities on frontal chest radiographs[J]. Invest Radiol,2017,52:281-287.

[15]Lakhani P，Sundaram B. Deep learning at chest radiography：automated classification of pulmonary tuberculosis by using convolutional neural networks[J]. Radiology,2017,284:574-582.

[16] Gonzalez G，Ash SY，Vegas-Sanchez-Ferrero G，et al. Disease staging and prognosis in smokers using deep learning in chest computed tomography[J]. Am J Respir Crit Care Med,2018,197:193-203.

[17]Travis WD，Brambilla E，Noguchi M，et al. International association for the study of lung cancer/American Thoracic Society/European Respiratory Society international multidisciplinary classification of lung adenocarcinoma[J]. J Thorac Oncol,2011,6:244-285.

[18] Eadie LH，Taylor P，Gibson AP. A systematic review of computer-assisted diagnosis in diagnostic cancer imaging[J]. Eur J Radiol,2012,81:e70-e76.

[19]Zhang G，Jiang S，Yang Z,et al. Automatic nodule detection for lung cancer in CT images：a review[J]. Comput Biol Med,2018,103:287-300.

［20］Li Q. Recent progress in computer-aided diagnosis of lung nodules on thin-section CT［J］. Comput Med Imaging Graph,2007,31:248-257.

［21］Setio AAA，Traverso A，de Bel T，et al. Validation， comparison， and combination of algorithms for automatic detection of pulmonary nodules in computed tomography images：the LUNA16 challenge［J］. Medical Image Analysis, 2017,42:1-13.

［22］Ciompi F，Chung K，van Riel SJ,et al. Towards automatic pulmonary nodule management in lung cancer screening with deep learning［J］. Scientific Reports,2017,7:46479.

［23］Firmino M，Angelo G，Morais H,et al. Computer-aided detection（CADe）and diagnosis（CADx）system for lung cancer with likelihood of malignancy［J］. Biomed Eng Online,2016,15:2.

［24］Magalhaes Barros Netto S，Correa Silva A, Acatauassu Nunes R,et al. Automatic segmentation of lung nodules with growing neural gas and support vector machine［J］. Comput Biol Med,2012,42:1110-1121.

［25］Krishnamurthy S，Narasimhan G，Rengasamy U. Three-dimensional lung nodule segmentation and shape variance analysis to detect lung cancer with reduced false positives[J]. Proc Inst Mech Eng H，2016，230：58-70.

［26］Gong J，Liu JY，Wang LJ，et al. Computer-aided detection of pulmonary nodules using dynamic self-adaptive template matching and a FLDA classifier[J]. Phys Med，2016，32：1502-1509.

［27］Li B，Chen K，Tian L，et al. Detection of pulmonary nodules in CT images based on fuzzy integrated active contour model and hybridparametric mixture model[J]. Comput Math Methods Med，2013，2013：515386.

［28］Naqi SM，Sharif M，Yasmin M. Multistage segmentation model and SVM-ensemble for precise lung nodule detection[J]. Int J Comput Assist Radiol Surg，2018，13：1083-1095.

［29］Gupta A，Saar T，Martens O，et al. Automatic detection of multisize pulmonary nodules in CT images：large-scale validation of the false-positive reduction step [J]. Med Phys，2018，45：1135-1149.

［30］Shaukat F，Raja G，Gooya A，et al. Fully automatic detection of lung nodules in CT images using a hybrid feature set［J］. Med Phys，2017，44：3615-3629.

［31］Gong J，Liu JY，Wang LJ，et al. Automatic detection of pulmonary nodules in CT images by incorporating 3D tensor filtering with local image feature analysis［J］. Phys Med，2018，46：124-133.

［32］Javaid M，Javid M，Rehman MZ，et al. A novel approach to CAD system for the detection of lung nodules in CT images［J］. Comput Methods Programs Biomed，2016，135：125-139.

［33］Jiang H，Ma H，Qian W，et al. An Automatic detection system of lung nodule based on multigroup patch-based deep learning network［J］. IEEE J Biomed Health Inform，2018，22：1227-1237.

［34］Han H，Li L，Han F，et al. Fast and adaptive detection of pulmonary nodules in thoracic CT images using a hierarchical vector quantization scheme［J］. IEEE J Biomed Health Inform，2015，19：648-659.

［35］Saien S，Hamid Pilevar A，Abrishami

Moghaddam H. Refinement of lung nodule candidates based on local geometric shape analysis and Laplacian of Gaussian kernels[J]. Comput Biol Med，2014，54：188-198.

［36］Zhang W，Wang X，Li X，et al. 3D skeletonization feature based computer-aided detection system for pulmonary nodules in CT datasets[J]. Comput Biol Med，2018，92：64-72.

［37］Sun S，Bauer C，Beichel R. Automated 3-D segmentation of lungs with lung cancer in CT data using a novel robust active shape model approach [J]. IEEE Trans Med Imaging，2012，31：449-460.

［38］Bellotti R，De Carlo F，Gargano G，et al. A CAD system for nodule detection in low-dose lung CTs based on region growing and a new active contour model[J]. Med Phys，2007，34：4901-4910.

［39］Lee SM，Seo JB，Yun J，et al. Deep learning applications in chest radiography and computed tomography：current state of the art[J]. J Thorac Imaging，2019，34：75-85.

［40］Hubel DH，Wiesel TN. Receptive fields and functional architecture of monkey striate cortex

［J］. J Physiol，1968，195：215-243.

　　［41］Sun W，Zheng B，Qian W. Automatic feature learning using multichannel ROI based on deep structured algorithms for computerized lung cancer diagnosis［J］. Comput Biol Med，2017，89：530-539.

　　［42］Enquobahrie AA，Reeves AP，Yankelevitz DF，et al. Automated detection of small pulmonary nodules in whole lung CT scans［J］. Acad Radiol，2007，14：579-593.

　　［43］Ko JP，Betke M. Chest CT：automated nodule detection and assessment of change over time-preliminary experience［J］. Radiology，2001，218：267-273.

　　［44］Gu Y，Lu X，Yang L，et al. Automatic lung nodule detection using a 3D deep convolutional neural network combined with a multi-scale prediction strategy in chest CTs［J］. Comput Biol Med，2018，103：220-231.

　　［45］Brown MS，McNitt-Gray MF，Goldin JG，et al. Patient-specific models for lung nodule detection and surveillance in CT images［J］. IEEE

Trans Med Imaging,2001,20:1242-1250.

[46] Suzuki K. Overview of deep learning in medical imaging[J]. Radiol Phys Technol,2017,10:257-273.

[47] Jin H，Li Z，Tong R，et al. A deep 3D residual CNN for false-positive reduction in pulmonary nodule detection[J]. Med Phys,2018,45:2097-2107.

[48] 张逊.人工智能辅助肺癌诊疗一体化解决方案的临床实践与展望[J].中国胸心血管外科临床杂志,2019,26:1167-1170.

[49] Jemal A，Fedewa SA. Lung cancer screening with low-dose computed tomography in the United States—2010 to 2015[J]. JAMA Oncol,2017,3:1278-1281.

[50] National Lung Screening Trial Research Team，Aberle DR，Adams AM,et al. Reduced lung-cancer mortality with low-dose computed tomographic screening[J]. N Engl J Med,2011,365:395-409.

[51] Black WC，Gareen IF，Soneji SS，et al. Cost-effectiveness of CT screening in the National

Lung Screening Trial[J]. N Engl J Med,2014,371：1793-1802.

[52]Armato SG 3rd，McLennan G，Bidaut L,et al. The Lung Image Database Consortium（LIDC）and Image Database Resource Initiative（IDRI）：a completed reference database of lung nodules on CT scans[J]. Med Phys,2011,38：915-931.

[53]Hua KL，Hsu CH，Hidayati SC,et al. Computer-aided classification of lung nodules on computed tomography images via deep learning technique［J］. Onco Targets Ther，2015，8：2015-2022.

[54]Setio AA，Ciompi F，Litjens G,et al. Pulmonary Nodule Detection in CT Images：False Positive Reduction Using Multi-View Convolutional Networks[J]. IEEE Trans Med Imaging,2016,35：1160-1169.

[55]Hamidian S，Sahiner B，Petrick N,et al. 3D Convolutional Neural Network for Automatic Detection of Lung Nodules in Chest CT［J］. Proc SPIE Int Soc Opt Eng,2017,10134：1013409.

[56]Masood A，Sheng B，Li P,et al. Computer-

Assisted Decision Support System in Pulmonary Cancer detection and stage classification on CT images[J]. J Biomed Inform,2018,79:117-128.

[57] Hanna N，Johnson D，Temin S，et al. Systemic therapy for stage Ⅳ non-small-cell lung cancer：American Society of Clinical Oncology Clinical Practice Guideline Update[J]. J Clin Oncol，2017,35:3484-3515.

[58]Chan BA，Hughes BG. Targeted therapy for non-small cell lung cancer:current standards and the promise of the future[J]. Transl Lung Cancer Res 2015；4:36-54.

[59] Parums DV. Current status of targeted therapy in non-small cell lung cancer [J]. Drugs Today (Barc),2014,50:503-525.

[60]Weinstein RS，Graham AR，Richter LC,et al. Overview of telepathology，virtual microscopy，and whole slide imaging:prospects for the future[J]. Hum Pathol,2009,40:1057-1069.

[61]王荃，沈勤，张泽林，等.基于深度学习和组织形态分析的肺癌基因突变预测[J].生物医学工程学杂志,37:1-9.

[62]Goacher E，Randell R，Williams B，et al. The diagnostic concordance of whole slide imaging and light microscopy：a systematic review[J]. Arch Pathol Lab Med，2017，141：151-161.

[63]Pantanowitz L，Wiley CA，Demetris A，et al. Experience with multimodality telepathology at the University of Pittsburgh Medical Center[J]. J Pathol Inform，2012，3：45.

[64]Koch LH，Lampros JN，Delong LK，et al. Randomized comparison of virtual microscopy and traditional glass microscopy in diagnostic accuracy among dermatology and pathology residents[J]. Hum Pathol，2009，40：662-667.

[65]Al-Janabi S，Huisman A，Nap M，et al. Whole slide images as a platform for initial diagnostics in histopathology in a medium-sized routine laboratory[J]. J Clin Pathol，2012，65：1107-1111.

[66]Wright AM，Smith D，Dhurandhar B，et al. Digital slide imaging in cervicovaginal cytology：a pilot study[J]. Arch Pathol Lab Med，2013，137：618-624.

［67］Bi WL，Hosny A，Schabath MB，et al. Artificial intelligence in cancer imaging：clinical challenges and applications［J］. CA Cancer J Clin，2019，69：127-157.

［68］Li X，Zhang S，Zhang Q，et al. Diagnosis of thyroid cancer using deep convolutional neural network models applied to sonographic images：a retrospective，multicohort，diagnostic study［J］. Lancet Oncol，2019，20：193-201.

［69］De Fauw J，Ledsam JR，Romera-Paredes B，et al. Clinically applicable deep learning for diagnosis and referral in retinal disease［J］. Nat Med，2018，24：1342-1350.

［70］Janowczyk A，Madabhushi A. Deep learning for digital pathology image analysis：a comprehensive tutorial with selected use cases［J］. J Pathol Inform，2016，7：29.

［71］Kwak JT，Hewitt SM. Multiview boosting digital pathology analysis of prostate cancer［J］. Comput Methods Programs Biomed，2017，142：91-99.

［72］Qaiser T，Mukherjee A，Reddy Pb C，et

al. HER2 challenge contest：a detailed assessment of automated HER2 scoring algorithms in whole slide images of breast cancer tissues[J]. Histopathology，2018，72：227-238.

[73]Yoshida H，Shimazu T，Kiyuna T，et al. Automated histological classification of whole-slide images of gastric biopsy specimens [J]. Gastric Cancer，2018，21：249-257.

[74]Yeh FC，Parwani AV，Pantanowitz L，et al. Automated grading of renal cell carcinoma using whole slide imaging[J]. J Pathol Inform，2014，5：23.

[75]Coudray N，Ocampo PS，Sakellaropoulos T，et al. Classification and mutation prediction from non-small cell lung cancer histopathology images using deep learning [J]. Nat Med，2018，24：1559-1567.

[76]Wang S，Shi J，Ye Z，et al. Predicting EGFR mutation status in lung adenocarcinoma on computed tomography image using deep learning[J]. Eur Respir J，2019，53(3)：1800986.

[77]Gertych A，Swiderska-Chadaj Z，Ma Z，et al. Convolutional neural networks can accurately

distinguish four histologic growth patterns of lung adenocarcinoma in digital slides[J]. Sci Rep,2019,9：1483.

[78] Wei JW，Tafe LJ，Linnik YA，et al. Pathologist-level classification of histologic patterns on resected lung adenocarcinoma slides with deep neural networks[J]. Sci Rep,2019,9:3358.

[79] Yu KH，Zhang C，Berry G，et al. Predicting non-small cell lung cancer prognosis by fully automated microscopic pathology image features [J]. Nat Commun，2016，7:12474.

第2章 智能化手术机器人

2.1 医学机器人的发展历程

随着科学技术的发展,早诊早治结合外科技术的进步极大地改善了患者的预后和生存质量。在此背景下,临床医生需要处理除解剖细节之外的大量多模式、多维度的信息。早期诊断也意味着更多较小的靶区病变被发现,不仅需要微创手术,而且需要精确干预,这是对外科医生的感知和判断能力的极大挑战,在许多情况下需要有超人的灵巧性、视觉、推理和决策能力。而在指导外科手术朝着精确干预和靶向治疗方向发展方面,医学机器人技术具有重要的作用[1]。

医学机器人经过30余年的发展,已被成功应用于手术、康复、医院服务、疾病诊断等众多医疗领域,也不断地改变传统的医疗模式。医学机器人按照功能和用途可分为手术机器人、辅助康复机器人、护理机器人、医院服务机器人等。其中，手术机器人的发展给现代外科学带来了革命性的进步[2]。

手术机器人最初是为了满足临床对操作和可视化更高精度的需求而开发的，克服了传统微创手术的人体工程学障碍。初代手术机器人的应用始于立体定向神经外科和骨科，这两个学科所涉及的刚性解剖结构和固定的位置关系简化了机器人系统对解剖的识别过程，实现了机器人的实时导航、跟踪和基于视觉的闭环控制。随后，微创理念的推进和腹腔镜的应用促进了腹腔镜机器人的发展，高清成像系统、微创机械臂实施精密手术避免了传统手术视野狭窄、操作空间小、医师生理限制等障碍。目前，腹腔镜机器人已经被广泛应用于泌尿外科、妇产科、心胸外科、普通外科等多个学科领域。具有代表性的腹腔镜机器人有 da Vinci、FreeHand、SPORT、Telelap ALF-X 等。其中，达芬奇机器人是目前应用最广泛的手术机器人，在全球范围内装机超过 4000 台，所完成的手术超过 200 万例。

人工智能是一门多个学科领域交叉的前沿学科，由控制论、信息论、语言学、计算机科学、哲学等部分组成。智能机器人是人工智能技术最为核心的体现。手术机器人的发展不仅包括尺寸和结构的更新,而且包括与手术团队的合作互动和安全措施的完善。对于手术的安全性和最佳结果而言,实现合适的人机界面和特定的控制策略是至关重要的。最初,医学机器人被用作被动工具夹持器。但最终,我们期望智能机器人能够实时调整预先编程的计划,以适应手术中目标位置的情况。未来的手术机器人将能够更好地与外科医生合作,不仅为他们提供很好的操作的灵巧性,而且能提供集成的实时术中图像引导、传感和决策。医学机器人技术的进一步改进需要工程师、临床医生、物理学家、化学家和生物学家的共同努力。目前,医学机器人所面临的一个主要挑战是需要发展具有更高自主水平的手术系统,例如,能够自主识别相关解剖结构并适当执行手术任务的系统,同时外科医生控制其他步骤,利用具有更高技术性能和安全性的共享手术控制平台也是挑战之一。另一个巨大的挑战是实现微型和纳米机器人以执行目标明确的诊断和治疗。目前,尽管已有一些进展,但其在设计、生物相容性、自主性、跟踪和控制方面仍然需要大量的研究。

2.2　肺小结节定位

　　著名的美国国家肺癌筛查试验(National Lung Screening Trial,NLST)[3]提示,在高危人群中,与 X 线胸片相比,低剂量螺旋 CT 可降低 20% 的肺癌死亡率。从此,低剂量螺旋 CT 取代 X 线胸片成为肺癌筛查的新模式,越来越多的肺小结节得以发现。因此,胸外科的疾病谱在近 10 年发生了巨大改变[4]。肺癌的外科治疗模式也实现了从传统开放手术到电视辅助胸腔镜技术(video-assisted thoracic surgery,VATS)和机器人辅助手术(robotic-assisted thoracic surgery,RATS)的转变。越来越多的早期肺癌患者接受了亚肺叶切除手术。相比于传统的肺叶切除术＋纵隔淋巴结清扫标准术式,亚肺叶切除手术得以保留更多的肺功能,患者术后生活质量也更好。但是,小病灶增加了术中迅速定位、精准手术切除的难度,对胸外科医生提出了更高的要求,也给手术带来了更大的挑战。

　　《肺小结节术前辅助定位技术专家共识(2019版)》[5]指出,目前已有多种术前定位技术可以有效提高手术的安全性及结节切除的成功率。肺小结节术前辅助定位技术主要包括以下几个方面：①CT 引导下经皮穿刺辅助定位，包括 Hookwire 和弹簧圈定位法；②支气管镜下穿刺辅助定位，包括电磁导航支气管镜下穿刺定位和虚拟导航支气管镜导航定位；③CT 虚拟 3D 辅助定位，包括 3D 打印辅助定位和虚拟现实辅助定位技术。但是目前各种定位方法仍存在一定的局限性，比如经皮穿刺有发生并发症的风险，如引发气胸、血胸、定位点移位、空气栓塞等。再比如穿刺可能需要多次才能实现准确定位，且操作需要在 CT 引导下进行，操作者需穿戴铅衣暴露在辐射环境中。

2.3　智能化手术机器人应用于肺结节的定位

　　随着人工智能与现代医学的深入融合，在人工智能平台上，肺结节的三维可视化定位与手术规划已经在临床广泛应用[6]。借助计算机视觉技术，对影像数据进行处理和分析计算，对肺组织、肺结节、肺内血管和支气管等结构的形态和空间分布等进行描述和解释，实现直观准确的可视化呈现，为术前精准诊断和个体化手术方案的制定提供决策参考。通过三维可视化可以辨别结节的位置，分析结节与肺动脉、肺静脉和支气管的解剖关系,明晰术中解剖可能存在变异,进一步接近术中的实际解剖情况,精准定位肺结节所在的肺段和(或)亚段,从而改变肺叶/肺段切除方式,最大限度地保留健康的肺组织,提高手术的安全性和准确性。在此背景下,术前规划和手术导航应运而生。手术导航(image guided surgery,IGS)[7]是指医生在术前应用医学影像设备和计算机图形学的方法,对患者多模式的图像数据进行三维重建和可视化处理,获得三维模型,制订合理、定量的手术计划,开展术前模拟;在术中通过计算机模拟,把三维模型与患者的实际体位、空间中手术器械的实时位置统一在一个坐标系下,并利用三维定位系统对手术器械在空间中的位置实时采集并显示,医生通过观察三维模型中手术器械与病变部位的相对位置关系,为患者实施导航手术治疗。目前,肺结节的定位导航方式主要有两种,一种是智能导航辅助 CT 引导下肺小结节定位,另一种是光学导航引导下肺小结节穿刺定位。

2.3.1 智能导航辅助 CT 引导肺小结节定位

CT 引导下肺小结节定位机器人的代表是 ROBIO 系统,这是与 CT 系统连接的定位装置,可辅助 CT 引导下的穿刺定位。该装置需要地面固定结构进行固定,地面固定结构可安装于 CT 机床两侧,含有四个可容定位装置底部的固定杆插入的凹槽。CT 扫描后所获得的 DICOM 格式图像被传输到 ROBIO 软件工作站,术者根据图像制订操作计划,设计穿刺路径。操作计划完成后,将机床移至程序显示的层面。带有夹针装置的导引臂可自动到达操作计划设定的位置,通过夹针装置推送穿刺针即可完成穿刺定位。

ROBIO 系统定位具有以下优势。①操作简便。利用初次扫描采集的图像,只需确定皮肤进针点和病灶靶点,系统便自动生成穿刺路径。进针深度及远端可取材的安全距离均可获知,可预判穿刺路径的可行性和安全性。②定位迅速。可在数分钟内完成计划设计、导引臂到位以及穿刺针到达靶点。③定位准确。只要患者身体保持固定并控制呼吸幅度,穿刺偏差可以控制在 5mm 以内,就完全可以满足取材的需要。④对操作者的经验要求低。在完成路径设计后,穿刺角度和深度已经确定,只需将针插入患者体内即可,操作简便,安全性高。由于在推送穿刺针的过程中,针体是固定的,所以初期术者担心患者呼吸可能造成脏器撕裂,但其实推针过程很快,一般只需数秒,在患者屏气中即可完成,到位后夹针装置即可撤离,穿刺针可随呼吸自由运动。⑤如果病灶靶点和皮肤进针点不在同一个层面,那么可以精确计算偏向头侧或足侧的角度,设计出斜行穿刺路径,弥补手工调整准确性差的缺点。

然而,ROBIO系统也有一些缺点,比如无法避免放射线的影响,患者和医生均会暴露在CT室射线场景下;穿刺定位到手术之间仍然存在一定的时间间隔,因此仍然存在穿刺定位针滑脱、患者疼痛、气胸及出血的风险,整个操作过程中必须保证患者身体没有移动,可以使用专配的抽气式床垫以更好地固定患者,但仍然有因患者体位改变而影响穿刺精度的情况发生。

2.3.2 光学导航引导下肺小结节穿刺定位

基于光学导航的全自动肝癌消融精准机器人穿刺系统已被报道应用于临床[8],该穿刺系统包括光学手术导航系统、手术机械臂、末端穿刺工具和上位机控制软件等几个模块,光学手术导航系统可以实时跟踪安装标记点的手术机械臂,获取术中标记点的空间坐标,结合术前三维重建图像,制定合理的手术路径。基于光学导航在穿刺定位机器人中的应用现状,北京航空航天大学推出了基于光学导航的肺结节定位机器人系统,该系统通过获取 CT 影像学数据,由计算机进行三维重建,明确结节位置,通过光学导航实现机械臂 Marker 的配准,规划穿刺路径和机械臂运动参数,实现肺结节的辅助穿刺。相比于传统 CT 引导下经皮肺穿刺结节定位,这种肺结节定位模式在手术室场景下的应用主要有以下优势。①对于临床医生和患者,均可减少辐射的影响。②穿刺定位由人工智能光学导航,定位准确性高,大大减少了反复定位穿刺次数。③穿刺过程中,如果在选择穿刺点和结节的路径中遇到血管,系统会自动报警,规避穿刺带来的出血风险,提高结节定位的安全性。④可以解决目前胸外科医师术中小结节定位难的问题,帮助快速判断结节位置,实现精准快速手术,缩短手术时间。

光学导航引导下的手术机器人系统包括机器人、光学定位装置、机器人跟踪支架、患者跟踪支架、图像标定器、导向套筒、手术规划和控制软件系统等。其中,光学定位装置是导航系统的关键,直接关系到整个系统精度和计算机辅助穿刺的成败,其通过不同定位技术确定穿刺器械相对于患者的空间位置,明确体位和解剖结构,然后将信息传送至计算机进行数据和图像处理,术者结合穿刺器械空间位置与患者解剖结构,实现所谓"配准",并通过计算机实时动态观察穿刺器械进行穿刺操作。该系统的光学导航准确性由基于呼吸监控的动态配准定位实现,可以基于体表轮廓特征的实时追踪,也可基于术前重建图像与术中实时位置的动态配准,实现动态误差曲线的实时输出与监控。机械臂的稳定性和精度由基于机械臂的精准导向定位实现,其主要操作步骤如下:①术前获取患者CT影像;②术前图像三维重建及可视化;③基于 Marker 点配准;④机械臂虚拟路径规划;⑤机械臂定位,运动参数计算;⑥机械臂辅助穿刺。

目前,该系统已经在动物实验家猪模型中取得成功,通过术前潮气量计算和术中麻醉控制呼吸,尽可能减小呼吸运动给结节定位造成的影响,将定位精度误差控制在 0.3mm 以下,且无气胸、血胸的发生,证明了该导航系统的有效性和安全性,未来将进一步开展临床试验,具有很大的前景。该系统借助以微创、准确和有效为特点的红外导航下机械臂定位和走位,能够很好地减小医生在穿刺过程中的误差,极大地提高穿刺的精度,缩短穿刺时间,同时减少 CT 扫描次数和减小辐射剂量,减少对患者的不必要的辐射损害和穿刺损伤。

光学导航引导下的手术机器人系统的主要特点是具有机器人和光学导航系统综合的优势,通过光学跟踪装置实现靶病灶的实时跟踪,通过机器人完成手术路径的精确定位,两者的有机结合使该手术系统具备了"手-眼"协同能力。光学定位也是最常用的空间定位方法,根据双目立体视觉原理,即用已知坐标系对应关系确定被标定的未知位置,实现对三维空间靶点的定位。术者基于立体视觉穿刺导航定位系统,手持标有特殊标记物的穿刺器械,通过立体定位获得穿刺器械和穿刺部位间的空间位置关系,对穿刺目标实施操作。光学定位系统的优点是精度高,不受电磁干扰,应用广泛,为最终的手术定位精度提供有力的保障,可以有效克服徒手手术方法、传统的光学导航手术系统和已有的机器人手术系统的缺点,实现手术路径的高精度定位,为将机器人手术技术应用于更加广泛的临床手术,保证手术质量和安全性,奠定了很好的基础。但目前大部分光学定位方法的使用条件要求较高,需要有创地固定在患者体内,仍需要进一步优化。

2.4　智能化手术机器人用于肺结节手术规划

目前,三维可视化技术为肺结节的手术规划提供了可行性[9],这也成为智能化手术机器人未来的发展方向。无论是肺叶切除还是亚肺叶切除,三维可视化技术的应用已经极大地促进了外科医生对解剖的理解,保证手术安全有效地开展。若在此基础上将人工智能和三维重建技术应用于手术机器人,则将极大地提高现阶段机器人手术的智能化和规范化,同时也可实现肺结节的同质化治疗,尽量避免外科医生的经验判断对手术的影响。

目前,尽管肺癌治疗的标准术式是肺叶切除联合纵隔淋巴结清扫,但因为越来越多的小结节和早期肺癌被诊断,所以 NCCN 指南对亚肺叶切除术的适应证也做出了调整[10],而亚肺叶切除术有望保留更多的肺功能。在进行肺楔形切除时,较难对肺实质内的肺结节进行定位,而术前对薄层增强 CT 影像进行三维可视化,可以很方便、直观地对肺结节进行定位,测量肺结节与大动脉血管、静脉血管和支气管的距离,选择合理的切除范围[11]。再比如,目前肺段切除术是早期肺癌和转移性肺癌的重要选择之一。然而,在肺段切除术中,由于肺段的解剖不同,节段平面不可见,有时很难识别血管、支气管的节段分支和节段平面,所以术前和术中对节段解剖结构的确认对于安全、准确地进行肺段切除具有重要的意义。术前三维模拟和术中三维导航可以帮助了解患者的精确肺段解剖[12-15]。

目前也有研究报道,可以通过三维重建技术和计算机模拟,估计切除肺组织所占全肺的比例,评估手术对第一秒用力肺活量（forced expiratory volume in one second，FEV_1）的影响,进而评估患者对手术的耐受性[16,17]。

三维可视化技术与手术机器人的深度融合可以进一步提升机器人的智能化程度,将传统的术前规划转变为术中实时导航,精确判定结节位置、确定切除范围、估计肺残余量、规避术中风险及模拟手术方案等,为手术机器人提供感知和判断的能力。

参考文献

[1]Troccaz J，Dagnino G，Yang GZ. Frontiers of medical robotics：from concept to systems to clinical translation[J]. Annual review of biomedical

engineering，2019，21:193-218.

［2］倪自强，王田苗，刘达.医疗机器人技术发展综述［J］.机械工程学报，2015，51(13):45-52.

［3］Church TR，Black WC，Aberle DR，et al. Results of initial low-dose computed tomographic screening for lung cancer［J］. The New England journal of medicine，2013，368(21):1980-1991.

［4］Siegel RL，Miller KD，Jemal A. Cancer statistics，2019［J］. CA Cancer J Clin，2019，69(1):7-34.

［5］肺小结节术前辅助定位技术专家共识专家组，刘宝东，顾春东.肺小结节术前辅助定位技术专家共识(2019版)［J］.中国胸心血管外科临床杂志，2019,26(2):7-11.

［6］支修益，胡坚，刘伦旭，等.人工智能平台下肺结节的三维可视化定位与手术规划专家共识［J］.中国胸心血管外科临床杂志，2019，26(12):1161-1166.

［7］苏文魁，张毓笠，李冬梅，等.手术导航系统及其应用概述［J］.中国医疗器械杂志，2010,34(4):284-288.

［8］侯姣蛟，杨荣骞，林钦永，等.基于光学导

航的全自动肝癌消融精准机器人穿刺系统[J].中国医疗器械杂志，2018，42(1)：27-30.

[9]Xu G，Chen C，Zheng W，et al. Application of the IQQA-3D imaging interpretation and analysis system in uniportal video-assisted thoracoscopic anatomical segmentectomy：a series study[J]. Journal of Thoracic Disease，2019，11(5)：2058-2066.

[10]Ettinger DS，Aisner DL，Wood DE，et al. NCCN Guidelines Insights：Non-Small Cell Lung Cancer，Version 5. 2018[J]. J Natl Compr Canc Netw，2018，16(7)：807-821.

[11]Hagiwara M，Shimada Y，Kato Y，et al. High-quality 3-dimensional image simulation for pulmonary lobectomy and segmentectomy：results of preoperative assessment of pulmonary vessels and short-term surgical outcomes in consecutive patients undergoing video-assisted thoracic surgery dagger[J]. European Journal of Cardio-Thoracic Surgery，2014，46(6)：e120-e126.

[12] Sakamoto K，Kanzaki M. Presurgical planning and intraoperative management of segmental vessels and bronchi during lung

segmentectomies[J]. Kyobu Geka，2019，72（10）：821-828.

[13] Eguchi T，Takasuna K，Kitazawa A，et al. Three-dimensional imaging navigation during a lung segmentectomy using an iPad[J]. European Journal of Cardio-Thoracic Surgery，2012，41（4）：893-897.

[14] Saji H，Inoue T，Kato Y，et al. Virtual segmentectomy based on high-quality three-dimensional lung modelling from computed tomography images[J]. Interactive Cardiovascular and Thoracic Surgery，2013，17(2):227-232.

[15] Le Moal J，Peillon C，Dacher JN，et al. Three-dimensional computed tomography reconstruction for operative planning in robotic segmentectomy：a pilot study[J]. Journal of Thoracic Disease，2018，10(1):196-201.

[16] Zeiher BG，Gross TJ，Kern JA，et al. Predicting postoperative pulmonary function in patients undergoing lung resection[J]. Chest，1995，108(1):68-72.

[17] 李忠，杨清杰，黄晓阳，等. 3D 数字肺软

件在低肺功能储备的多发肺内小结节手术规划中的运用[J].中国胸心血管外科临床杂志,2016,23(11):1086-1091.

第3章 胸外科专科机器人的发展及应用前景

3.1 外科手术机器人出现的背景

1985 年,研究人员借助 Puma200 工业机器人首次完成了机器人辅助定位的神经外科活检手术[1],这也成为外科机器人发展的开端。之后经过几十年的快速发展,医学机器人已在外科手术中得到了广泛的应用。目前,达芬奇手术机器人是全球最成功及应用最广泛的手术机器人,该外科智能手术机器人系统于 2000 年经美国食品药品监督管理局(Food and Drug Administration,FDA)批准,开始在普外科投入临床应用[2]。2006 年,第二代机器人在第一代机器人的基础上推出,其机械手臂活动范围更大,允许医生在不离开控制台的情况下进行多图观察。2009 年,第三代机器人推出,相比于第二代机器人,第三代机器人增加了双控制台、模拟控制器、术中荧光显影技术等功能。2014 年,第四代机器人推出,其在灵活度、精准度、成像清晰度等方面有了质的提高,2014 年下半年,还开发了远程观察和指导系统[3]。目前,达芬奇手术机器人系统已经发展到第五代,自动定位功能更加先进,实现了视觉自动定位,使手术误差更小,同时还添加了声音系统、镭射引导系统以及轻量级内窥镜等新功能,机械臂的体积也更小了。

达芬奇手术机器人由外科医生操作控制台、床旁机械臂、视频成像系统三部分组成。外科医生操作控制台有两个主控制器和脚踏板来控制机器人器械,另配有能放大 10 倍的高清目镜,手术器械末端与外科医生的操作同步运行,手术器械有 7 个自由度,比人手更灵活、精细且稳定,可以旋转 540°,较传统微创外科优点更多、更突出。达芬奇手术机器人的优点主要包括以下几个方面[4]。①有先进的 3D 成像技术,使术者达到身临其境的感觉。②操作精细且稳定,系统放大 10 倍,使操作更精细,还可自动滤除主刀医生手的颤抖。③操作灵活,不受空间所限,7 个自由度的机械臂,540°旋转,完全重现人手的操作并超越人手的活动范围。④易于操作,使得临床医生的外科手术学习曲线明显缩短。⑤远程操控、坐姿操作，主刀医生操作过程更舒适。⑥使虚拟现实医学培训变得更简洁，技能培训方式得以改变，有利于外科医生整体水平的提高。但是，达芬奇手术机器人也有缺点，主要包括以下几个方面。①触觉反馈体系缺失。②整套设备体积庞大。③使用成本高。

近年来，达芬奇手术机器人的手术量出现了快速增长。2014年，全球完成57万台达芬奇机器人手术；2015年，增长到约65万台；2016年，增长到75万台。而至2020年，全球医疗机器人的规模已达到114亿美元。其中，手术机器人占60%左右的市场份额。截至2018年9月30日，全球已安装完成达芬奇手术机器人系统4814台，其中美国3110台、欧洲821台、亚洲629台。截至2019年2月底，我国内地及香港地区已安装完成达芬奇手术机器人系统88台，其中内地78台。达芬奇机器人手术系统现已被广泛应用于腹部外科、泌尿外科、心胸外科、妇科、五官科及小儿外科等。目前，达芬奇手术机器人系统在前列腺切除手术中应用最多。自2000年开展手术机器人前列腺癌根治性手术以来，机器人前列腺癌根治手术得到迅速推广。在北欧，一半以上的前列腺癌根治手术由手术机器人完成；而在美国，该比例更是高达 90%。目前,达芬奇手术机器人也已被越来越多地应用于心脏瓣膜修复手术和妇科手术。

3.2　专科机器人手术系统的发展

3.2.1　神经外科机器人

神经外科机器人是开发最早的专科机器人。早在 1987 年,美国 ISS 公司就推出了 Neuromate 机器人系统,采用机械臂和立体定位架来辅助神经外科立体定向手术,并于 1999 年推出了无框架版本[5,6]。目前,典型的神经外科机器人有英国 Renishaw 公司的 Neuromate,美国 Mazor Robotics 和 Pathfinder Technologies 公司的 Renaissance 和 Pathfinder,法国 Medtech SA 公司的 Rosa,以及国内海军总医院与北京航空航天大学联合开发的机器人系统（computer and robot assisted surgery,CRAS）和 Remebot 机器人[7,8]。近年来,随着外科机器人技术的飞速发展,在早期神经外科手术机器人的基础上,国外一些开颅机器人的研究也应运而生。德国研发的 CRANIO 和 RobaCKa 系统可以进行颅骨表面肿瘤的切除以及颅骨的塑形重建[9,10]。美国研发的基于 NeuroMate 的混合机器人系统已可用于颅底神经外科的开颅手术[11]。

3.2.2 骨科机器人

1992 年,机器人技术开始应用于骨科手术,其主要目的是完成髋关节置换手术过程中的手术规划和定位[12]。随后,骨科机器人的功能和应用范围得到不断拓展。美国 Curexo 公司制造的 Robodoc 机器人可用于膝关节和髋关节置换手术[13]。美国 MakoSurgical 公司开发的 RIO 机器人,于 2013 年被美国医疗器械制造商 Stryker 收购,结合 Stryker 在关节重构、手术导航等方面的经验,突破传统器械的限制,用微创的手术方式精确植入假体,在膝关节和髋关节置换方面达到更加精确和安全的目的[7,14]。 iBlock 是一款全自动的切削和全膝关节置换的骨科机器人,它可以直接固定在腿骨上,从而保证手术的精度[15]。Sculptor RGA 于 2013 年获得 FDA 的认证,用于部分关节植入手术[7]。以色列的 Mazor Robotics 成立于 2001 年,其开发的脊柱外科机器人专门针对高难度、高风险的脊柱外科手术,系统的精确度可以达到 1.7mm[16]。我国的天玑骨科手术机器人由北京积水潭医院、北京航空航天大学、北京天智航医疗科技三方联合研发，是目前全球唯一能够开展四肢、骨盆骨折以及脊柱全节段手术的骨科机器人系统，其精准定位误差不到 1mm[17]。

3.2.3 微创腹腔外科手术机器人系统

目前，国外有代表性的腹腔镜机器人有 daVinci 机器人、FreeHand 机器人、SPORT 机器人和 Telelap ALF-X 机器人等[7]。我国针对腹部外科设计的"妙手 S"微创手术机器人系统，是由中国人民解放军总医院牵头，由哈尔滨工业大学、天津大学和南开大学等多家单位在国家"863 计划"的资助下共同合作研发的、具有我国自主知识产权的第三代微创腹腔外科手术机器人及医生培训系统，可实现模块化组装[18]。"妙手 S"微创手术机器人系统由手术机械臂、手术微器械、医生控制台、3D 腹腔镜等组成。该项目于 2013 年通过验收，完成了活体动物肾切除和胆囊切除实验，实现了术中工作空间切换、术野变换、机械臂切换、器械切换、主从比例切换、电凝等操作，并很快投入临床应用。该系统的成功研制对进一步打破国外该领域的技术垄断、实现机器人辅助外科手术技术的国产化具有重要意义[19]。

3.2.4 血管介入手术机器人

血管介入手术具有创伤小、并发症少、术后恢复快等优点，越来越受到患者及医务工作者的青睐。但是，血管介入手术往往需要医生在射线环境下工作，长期操作对医生身体伤害很大，并且有些手术操作复杂、手术时间长、医生易疲劳。而机器人技术与血管介入技术有机结合是解决上述问题的重要途径[20]。各国都在加快研发用于血管介入的手术机器人。其中，美国 Hansen 和 Corpath 得到了 FDA 的认证，主要积极应用于临床心脏介入领域[21]。更多的研究团队在加入这个行列，国内北京天坛医院与北京理工大学团队以及复旦大学团队自主研发国产远程数控血管介入机器人，已成功完成了动物全脑血管造影手术；北京航空航天大学和中国科学院自动化研究所就导管推进机构、导管末端力反馈等方面开展相关内容的研究，但目前还未形成产品[22]。

3.3 胸外科专科机器人的研制

目前，用于胸外科手术的机器人系统主要是达芬奇手术机器人系统。但是，达芬奇手术机器人是一种通用型的手术机器人,主要为内窥镜系统设计。而由于胸外科手术与腹腔手术等的手术器械和手术目的有所不同,所以达芬奇手术机器人虽然在胸外科手术中较普通腔镜系统有一定的临床优势,但是因胸外科手术有其专科特色,这就决定了达芬奇手术机器人的有些优势在胸外科手术中无法体现,因此要研制专用于胸外科手术的手术机器人系统,并且这已得到研制人员越来越多的关注。

3.3.1 胸外科手术特色

胸外科是以肺、食管、纵隔病变为主要研究内容的外科亚专科。在胸外科中,肺癌的发病率和死亡率均居世界首位。对于肺癌,手术仍是主要的治疗手段。以往多采用开胸手术,手术创伤大,手术风险高,术后恢复时间长。随着微创技术的发展,仅需在肋间做几个小切口,就能完成手术操作,患者痛苦小,术后恢复快。目前,大部分胸部手术可以通过微创手术完成,这也给胸外科机器人的应用带来了机遇。胸腔体积较大,内部可操作空间较大,这也为一些智能化技术的开发带来了想象的空间。然而,大多数胸部外科手术与重要脏器相关,手术风险较大。因此,胸外科医生需要胆大心细地完成手术,在手术中既要根除病变,又不能损伤重要脏器,同时需要能用最简单有效的办法来应对突如其来的变化。

另外,近年来,随着肺部高分辨薄层 CT 筛查的普及,越来越多的肺部小结节被发现,肺癌的疾病谱也发生了明显的变化,许多早期肺癌得到了诊断。手术前结节的三维重建,术中结节的定位,以及如何精准切除这些结节等,给胸外科医生带来了新的挑战。如何应用人工智能以及先进的机器人技术来解决这些问题,是现在乃至将来的一个研究方向。

3.3.2 胸外科手术机器人应用面临的问题

胸外科手术以肿瘤手术为主,胸部肿瘤中又以肺癌最多见。因此,在保证安全性的前提下,胸外科医生需要考虑的首要问题是如何精准地切除肿瘤,最大限度地保留正常组织。达芬奇手术机器人在稳定性和灵活性方面明显优于普通腔镜系统。但是由于医生在用达芬奇手术机器人实施手术时无法直接把持器械,所以手术触觉反馈体系缺失;而对于胸外科手术医生来说,触觉感对于手术的顺利开展和小结节的触摸具有重要的作用。因此,如何在机器人操作端复现出器械接触不同组织时的感觉,是胸外科手术机器人必须解决的问题。

在执行手术规划方面,胸外科手术机器人比医生有明显的优势,需要手术机器人系统将术前规划与术中实际相结合。对于胸外科肺部手术而言,如何进行精准的定位,如何避开重要血管,如何精准地切除肿瘤,医生可以在术前做充分的准备,对手术切除范围进行规划,并在术中按照预定规划来完成手术,可以大大提高手术的安全性和有效性。但由于在人手工操作过程中,对手术器械控制的精准度受医生经验和疲劳度等影响,有时难以精准地完成术前规划,往往带有偏差,从而对手术效果产生不利影响。而使用手术机器人可以通过自动执行或主从遥控的方式来代替医生完成操作,不受医生经验和疲劳度的影响,其运动稳定且精准度较高,比医生有明显的优势。

数字化的三维重建是胸外科手术机器人执行术前规划的基础。术前三维重建多源于术前所采集的医学图像数据;而在术中,肺组织压缩后发生的形态改变将造成解剖位置的改变,导致空间标定的非线性化而引起误差,从而导致机器人手术出现偏差。因此,多源数据的校准、结构的三维重建是亟待解决的问题。手术器械与患者的相对定位决定了系统执行手术规划的精准度,高精准度的动态跟踪技术可以提高手术的效率和安全性。手术器械精确定位同样会面临较多的误差来源，包括术前图像、配准误差，以及手术器械、传感器装配误差等。肺组织术中形态变化也是需要关注的误差来源。为有效解决上述问题，发展术中导航技术对于胸外科手术机器人的实际应用将是至关重要的。

3.3.3 胸外科专科机器人的需求分析

目前，针对肺部肿瘤的穿刺机器人、电磁导航支气管镜机器人、肺癌放য消融机器人已应用于临床。随着影像学技术、计算机技术的发展，人们开始能够利用二维影像重构三维图像，重构的三维图像与手术器械跟踪技术相结合，形成计算机辅助规划导航定位穿刺系统。影像导航辅助定位穿刺系统主要由空间定位系统、计算机及相应数据处理和图像处理软件构成。空间定位系统是导航系统的关键，直接关系到整个系统的精度和计算机辅助穿刺的成败，其通过不同定位技术确定穿刺器械相对于患者的空间位置，明确体位和解剖结构，然后将信息传送至计算机进行数据和图像处理；术者结合穿刺器械空间位置与患者解剖结构，实现所谓"配准"，并通过计算机实时动态观察穿刺器械进行穿刺操作。该领域的

先 驱 有 I-SYS、SimpliCT、ROBIO EX、Super Dimension Navigation 系统等[23-25]。在国内,由北京航空航天大学、清华大学、中国科学院等多方共同发起,由北京真健康医疗科技有限公司开发了一款自动诊断肺结节手术机器人,其通过机器人导航和控制技术结合人工智能和三维重建技术,自动诊断肺结节并导航到术前规划的手术位置。该产品已完成样机生产,定位精度达到 1mm,即将开展临床试验。

上述机器人的研制及临床应用,为胸外科专科手术机器人尤其肺结节手术机器人的研制奠定了一定的基础。肺结节手术机器人将在原有胸外科手术机器人系统的基础上增加并开发多模块诊疗功能,推动一站式胸外科专科诊疗手术机器人的发展,这些模块包括以下几个方面。①穿刺定位模块:研究软组织导航定位平台,通过光学跟踪装置实现实时跟踪,通过机器人完成手术路径的精准定位,两者的有机结合使手术系统具备"手-眼"协同能力,为最终手术定位精度提供有力保障。②术中超声模块:可以开发单孔、多功能机械臂,增加肺结节术中超声模块,结合图像识别的循环神经网络,搭建术中肺结节自动识别平台。③显微内镜模块:开发可结合达芬奇机械臂的新型力感应显微内镜,辅助主刀进行体内、原位、实时的组织学和细胞病理学诊断。④增强现实模块：使叠加在机器人微创手术系统主刀视野上的 AR 解剖图像能遵循组织形态变化而发生动态改变，基于图像特征的形变检测与力检测，同时弥补达芬奇机器人没有力反馈的缺陷。⑤规避出血模块：主要依靠人工智能，依托影像基础，分析术中实际情况，辅助主刀医生找到破裂血管，突破人眼受术区模糊干扰的限制。⑥精准切除模块：针对肺结节自动判断切除范围，保证安全切缘，选择厚薄合适的钉子，避开重要血管及支气管，确保剩余肺组织的正常功能。

3.4　胸外科专科机器人的应用前景

肺癌是全球第一大癌种，其发病率和死亡率均居世界首位。近年来，随着肺部高分辨薄层 CT 筛查的普及，越来越多的早期肺癌被发现。对于早期肺癌，手术仍是主要治疗手段。达芬奇手术机器人为胸外科手术的发展提供了广阔的空间，使临床医生能够开展更精细、精确、复杂的手术。近年来，达芬奇手术机器人的手术量在胸外科出现了快速增长。然而，达芬奇手术机器人是通用型的，在胸外科尚存在一些不足之处,如肺结节精准定位系统缺乏、技术上缺乏力反馈信息传递、整个系统庞大等。因此,将机器人外科手术技术与胸外科专科要求紧密结合起来,在原有达芬奇手术机器人系统的基础上增加并开发多模块诊疗功能,推动一站式胸外科专科机器人,必然会成为微创胸外科的发展方向和趋势。另外,未来医学机器人的发展还应更加注重轻量化、精密、灵巧的构型。系统集成上应面向具体的手术流程、手术室需求及遥控远程操作来设计,在高精度三维跟踪定位及可视化技术实现中实时标定及配准的同时,与互联网和大数据相结合,在人工智能的快速发展下开创胸外科专科机器人的一片新天地,终将改变医疗,改变人类的生活,让未来更美好。

参考文献

[1]Kwoh YS, Hou J, Jonckheere EA, et al. A robot with improved absolute positioning accuracy for CT guided stereotactic brain surgery[J]. IEEE Trans Biomed Eng, 1988, 35(2):153-160.

[2]Mak TWC, Lee JFY, Futaba K, et al. Robotic surgery for rectal cancer:a systematic review

of current practice[J]. World J Gastrointest Oncol，2014，6(6)：184-193.

[3]Feng Z，Feng MP，Feng DP，et al. Robotic-assisted adrenalectomy using da Vinci Xi vs. Si：Are there differences？[J]. J Robot Surg，2020，14(2)：349-355.

[4]王述民.达芬奇机器人在肺癌根治术中的应用现状及展望[J].中国肿瘤,2014，23(9)：736-742.

[5]Li QH，Zamorano L，Pandya A，et al. The application accuracy of the NeuroMate robot-A quantitative comparion with frameless and frame-based surgeical localization systems［J］. Comput Aided Surg，2002,7(2)：90-98.

[6]Varma TR，Eldridge P. Use of the NeuroMate stereotactic robot in a frameless mode for functional neurosurgery[J]. Int J Med Robot，2006，2(2)：107-113.

[7]倪自强，王田苗，刘达.医疗机器人技术发展综述[J].机械工程学报，2015，51(13)：45-52.

[8]杨海峰、田增民、孙跃春、等.Remebot第六代神经外科机器人的临床应用[J].中国临床医生杂志,2017，45(3)：86-88.

［9］Bast P，Popovic A，Wu T，et al. Robot-and computer-assisted craniotomy：resection planning，implant modelling and robot safety［J］. Int J Med Robot，2006，2（2）：168-178.

［10］Kane G，Eggers G，Boesecke R，et al. System design of a hand-held mobile robot for craniotomy［J］. Med Image ComputComput Assist Interv，2009，12（Pt 1）：402-409.

［11］崔萌，马晓东，张猛，等. 神经外科开颅手术机器人研究进展［J］. 解放军医学院学报，2019，41（1）：95-98.

［12］Lang JE，Mannava S，Floyd AJ，et al. Robotic systems in orthopaedicsurgery［J］. J Bone Joint Surg，2011，93（10）：1296-1299.

［13］Nakamura N，Sugano N，Nishii T，et al. A comparison between robotic-assisted and manual implantation of cementless total hip arthroplasty［J］. Clin Orthop Relat Res，2010，468（4）：1072-1081.

［14］Bell SW，Anthony I，Jones B，et al. Improved accuracy of component positioning with robotic-assisted unicompartmentalknee arthroplasty：data from a prospective，randomized controlled study

[J]. J Bone Joint Surg Am，2016，98(8)：627-635.

［15］Jacofsky DJ，Allen M. Robotics in arthroplasty：acomprehensive review[J]. J Arthroplasty，2016，31(10)：2353-2363.

[16]D′Souza M，Gendreau J，Feng A，et al. Robotic-assisted spine surgery：history，efficacy，cost，and future trends[J]. Robot Surg，2019，6：9-23.

[17]杨睿，李勇奇，张柯，等. 天玑骨科机器人辅助椎弓根螺钉置入的临床应用及体会[J]. 实用骨科杂志，2019，25(10)：892-897.

［18］Luo D，Liu Y，Zhu H，et al. The MicroHand S robotic-assisted versus Da Vinci robotic-assisted radical resection for patients with sigmoid colon cancer：a single-center retrospective study[J]. Surg Endosc，2020，34(8)：3368-3374.

[19]周丹. 微创腹腔外科手术机器人系统研究[J]. 中国医疗设备，2014，29（8）：5.

[20]奉振球，边桂彬，谢晓亮. PCI手术机器人研究进展[J]. 机器人技术与应用，2013，5：26-32.

[21]陆清声. 血管腔内介入手术机器人的探讨. 中国血管外科杂志（电子版），2018，10（4）：

237-239.

[22]赵德朋,刘达.血管介入手术机器人系统力反馈的模糊融合[J].机器人,2013,35(1):60-66.

[23]Groetz S,Wilhelm K,Willinek W,et al. A new robotic assistance system for percutaneous CT-guided punctures:initial experience[J]. Minim Invasive Ther Allied Technol,2016,25(2):79-85.

[24]张孝军,曹传武,韩世龙,等.智能导航辅助CT引导下肺小结节穿刺活检的临床应用[J].临床放射学杂志,2017,36(10):1494-1498.

[25]Folch EE,Pritchett MA,Nead MA,et al. Electromagnetic navigation bronchoscopy for peripheral pulmonary lesions:one-year results of the prospective,multicenter NAVIGATE study[J]. J Thorac Oncol,2019,14(3):445-458.

第4章 电磁导航支气管镜诊疗技术

随着影像技术的发展、CT筛查应用的普及,越来越多的外周肺结节(peripheral pulmonary lesions,PPL)被筛查出。外周肺结节存在一定的恶性概率,其诊断和治疗也是目前临床上较为棘手的问题之一。虽然X线、CT、磁共振等无创检查对外周肺结节的诊断有一定参考意义,但无法用于明确诊断。支气管镜穿刺活检、支气管镜肺泡灌洗等有创检查的阳性率也不能令人满意。CT引导下经胸壁穿刺活检虽然可以达到较高的诊断率,但其发生气胸、出血等并发症的概率也高,部分病例甚至难以成功穿刺,且增加了患者辐射暴露[1]。

电磁导航支气管镜(electromagnetic navigation bronchoscopy,ENB)的问世,为解决以上难题提供了良好的方法。电磁导航支气管镜是一种将电磁导航系统与现有高清支气管镜系统相结合的新技术,以电磁定位技术为基础,结合高分辨率螺旋CT成像与计算机虚拟支气管镜技术,经支气管镜引导至外周肺结节进行活检或治疗,为肺部可疑病灶进行精确诊断,突破了传统支气管镜仅能进入段支气管的技术瓶颈,提供了新的微创诊治方法。

4.1　电磁导航支气管镜的发展历程

Solomon 等[2]于 1998 年首次报道应用电磁导航支气管镜进行动物实验研究,证实电磁导航支气管镜实时定位有助于经支气管穿刺针吸活检获取肺外周支气管病变标本。2000 年,Solomon 等[3]首次报道将电磁导航支气管镜应用于人体检查,并在 15 例临床病例中应用电磁导航支气管镜进行定位,发现气管内定位法优于体表定位法。曾为以色列国防开发电磁导航定位系统的 Gilboa 等于 1998 年将该技术应用于心脏介入治疗领域,并于 2001 年将该技术应用于肺部介入治疗领域[4]。2002 年,Schwarz 等[5]在以色列利用该系统开展了首个临床前研究,顺利探及全部人工病灶且无并发症;随后在 2003 年,开展了首次临床研究,13 例患者中 9 例活检结果阳性,并逐步证实电磁导航支气管镜是一种安全有效的检查技术。目前,已商用的电磁导航支气管镜包括 superDimension 支气管导航系统（美国美敦力公司）和 SPiNDrive 导航系统（美国 VERAN 公司）。美敦力公司第 1 代电磁导航支气管镜系统先后在欧洲（2002 年）和美国（2004 年）获准使用；2007年，第 3 代电磁导航支气管镜系统获得美国食品与药品监督管理局（FDA）批准应用于临床，目前已升级至第 7 代。而 VERAN 公司研发的第 2 代 4D 胸部电磁导航 SPiN 系统将电磁定位和活检钳、活检刷、活检针集成为一体（电磁定位在活检工具顶端，而不需要用引导鞘管），使整个诊断过程实现真正的"可视化"，且无须 C 臂透视确认和 CT 引导，保证了在支气管内和经皮穿刺操作的实时定位、精确诊断。目前，该系统正在我国进行上市前临床研究。2013年，国内医院获得电磁导航支气管镜进口许可，逐渐开展电磁导航支气管镜相关临床工作，目前已有数十家医院开展相关临床研究和工作。国产电磁导航支气管镜也在不断研发中[6]。

4.2 电磁导航支气管镜技术原理及构成

电磁导航支气管镜的设计原理源自全球定位系统（global positioning system，GPS），是现代影像技术、计算机技术与立体定向技术有机结合的成果。在电磁导航出现之前,图像导航手术领域主要利用机械和光学系统开发,可跟踪手术器械,主要应用于神经外科等领域(头部固定,不受呼吸及心搏的影响)[7]。电磁跟踪定位系统包括磁场发生器和定位传感器:磁场发生器由线圈构成,在三维空间形成交变振荡的低频磁场;而定位传感器非常小,定位传感器在磁场中运动时,通过切割磁力线产生变化的电流,定位系统进而可根据电流大小和变化情况获知定位传感器的位置,与 CT 图像重建形成的三维虚拟支气管图像叠加调整,从而引导至目标病灶。

电磁导航支气管镜(见图 4-1 和图 4-2)主要由以下几部分构成。

(1)电磁定位板:可产生低频均匀电磁场,将电磁定位板置于检查床床垫下,使患者胸部处于电磁场中。

(2)导航探头:固定于一段可弯曲导管的尖端,直径 1mm,长 8mm,可 360° 旋转,在电磁场中其方位如 X、Y、Z 轴及倾斜、转动等运动可被定位系统获取并传至计算机。

(3)扩展操作通道:可置入相关操作器械由导航系统引导至靶区进行操作。

（4）电磁导航支气管镜系统主机与显示器：通过计算机硬件平台接收和处理磁导航信号，处理和显示支气管镜下的实际图像与虚拟导航图像，从而引导和观察探头的位置及走向。

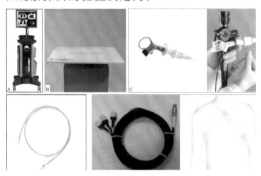

图 4-1　磁导航支气管镜系统构成示意

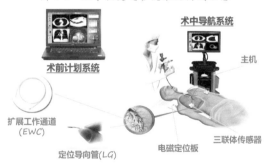

图 4-2　磁导航支气管镜系统操作图示

4.3 电磁导航支气管镜具体操作步骤

4.3.1 术前准备

(1)术前虚拟路径规划:术前通过计算机软件将高分辨率 CT 原始影像数据进行三维重建产生虚拟支气管图像,找到目标病灶标记,选择 5～7 个解剖标记,生成通往目标病灶的导航路径。

(2)设备与材料准备:支气管镜、电磁导航支气管镜系统、Edge™导管三件套及活检工具(活检钳、细胞刷、穿刺针等)。

(3)患者准备:①患者取仰卧位,左右居中,背部位于电磁定位板正上方;②患者肩部与手术床两侧箭头对齐;③用胶布粘贴患者三联体传感器。

(4)准备支气管镜与定位导管。

4.3.2 术中导航

(1)置入:麻醉(静脉麻醉或局麻)满意后将可电子支气管镜插入气管,通过工作通道置入导航定位装置。

(2)注册:分为"自动注册"(默认)和"手动注册"两种方式,用于匹配对应 CT 三维重建数据与人体真实解剖位置。

（3）导航：选择指定的目标和路径，按照"中央导航"→"外周导航"→"目标对准"顺序导航。

（4）到位：标记位置。到达靶区时，固定鞘管，取出定位导管，经工作通道置入活检钳等操作器械，进行针吸、活检、刷检或消融等治疗操作。

4.4　电磁导航支气管镜临床应用现状及进展

4.4.1　诊　断

越来越多的临床研究证实，通过电磁导航支气管镜可对外周肺结节进行活检取样，对明确病理诊断具有重要价值。2006 年，Gildea 等[8]发表了在美国开展的首次大规模前瞻性电磁导航支气管镜临床研究，在电磁导航支气管镜引导下经支气管肺部病灶取样的成功率为 74%（40/54），恶性病变确诊率为 74.4%（32/43）。2014 年，Gex 等[9]对 15 项临床研究（1033 个肺部病变）进行荟萃分析，评价电磁导航支气管镜诊断肺部结节的准确率和安全性，发现64.9%的肺结节可获得明确诊断，整体诊断准确率为 73.9%；肺癌诊断的灵敏度为 71.1%。而 Zhang

等[10]对 17 项临床研究（1106 例患者）进行荟萃分析，结果显示电磁导航支气管镜的诊断敏感度和特异度分别为 82％和 100％。2013 年，Ha 等[11]回顾性分析了 65 例经电磁导航支气管镜诊断为肺癌的患者的资料，结果显示电磁导航支气管镜取样活检标本与手术标本的组织病理学一致性达到 87.5％；在 15 例腺癌患者中，有 14 例的标本量足以进行 EGFR 突变检测。在 NVIGATE 研究[12]中，86％的患者可获取足够的标本用于基因检测。这些研究证明，通过电磁导航支气管镜，可以获取足够的标本用于病理诊断和基因检测等。

目前，根据数十项已经发表的关于电磁导航支气管镜的研究结果[4]，电磁导航支气管镜的诊断率分布在 33％～97％，大部分分布在 67％～84％，波动范围较大，这与操作者经验、电磁导航支气管镜的精准性、有无联合径向支气管内超声（endobronchial ultrasound，EBUS）、外周肺结节位置和大小、有无支气管充气征等有关。Seijo 等[13]发现，电磁导航支气管镜对有支气管充气征患者的诊断率明显高于无支气管充气征患者（79％ vs 31％）。Gex 等[9]分析发现，外周肺结节位于肺上叶或中叶、存在支气管充气征、电磁导航支气管镜系统虚拟与实际注册误差低、联合使用径向支气管内超声或鞘管吸引取样等,可有助于改善诊断的准确率。2007 年,Eberhardt 等[14]发表了一项前瞻性随机对照研究结果,发现联合应用电磁导航支气管镜和径向支气管内超声可提高诊断的准确率(88%),明显高于单独使用电磁导航支气管镜组(59%)和单独使用径向支气管内超声组(69%),分析其原因为电磁导航支气管镜可实时导航,而径向支气管内超声可使病灶可视化,从而实时确认,两者结合促使电磁导航支气管镜更精准有效。Karnak 等[15]指出,结合快速现场评价(rapid on-site evaluation)可有助于提高电磁导航支气管镜的诊断准确率。Mukherjee 等[16]发现,使用一种尖端弯曲的改良导管有助于提高电磁导航支气管镜的诊断准确率。针对电磁导航精准程度受肺部呼吸运动影响的问题,Flenaugh 等[17]分享了使用电磁导航支气管镜导航的经验,系统纳入吸气相/呼气相的 CT 图像,并追踪操作过程中的呼吸运动,确保操作过程中动态校准,减少呼吸对结节定位的干扰;升级的活检工具也带有电磁定位功能,确保实时跟踪整个过程,避免盲目取样。

　　既往研究多数存在一定的局限性,如样本量小、选择偏差和回顾性设计等。NAVIGATE 研究[12],

迄今为止规模最大的前瞻性多中心电磁导航支气管镜研究,于 2018 年发表了研究结果。该研究共纳入 29 家医院的 1215 例患者,49.1% 的外周肺结节直径小于 20.0mm。该研究最大的亮点是有严格的 1 年随访结果,确保阴性或不确定的结果为真阴性结果。该研究的电磁导航支气管镜路径规划时间为 5 分钟,而电磁导航支气管镜操作时间约为 25 分钟,94% 的患者完成了电磁导航支气管镜导航并成功获取标本,1 个月和 1 年的随访完成率分别为 99% 和 80%,1 年后确认的诊断准确率为 73%。在电磁导航支气管镜辅助获取的标本中,44% 为恶性,其诊断恶性肿瘤的敏感性、特异性、阳性预测值和阴性预测值分别为 69%、100%、100% 和 56%。无支气管充气征患者的诊断率亦可达到 67%。这也与近年的电磁导航支气管镜系统精准性提高、操作者经验增加和取材工具性能升级有关。

电磁导航支气管镜的优势是安全微创,其经自然腔道——支气管到达靶区进行活检。其最常见的并发症是气胸,其次是出血。Gex 等[9]对 15 项临床研究进行荟萃分析,结果显示气胸的发生率为 3.1%,需留置胸管的仅为 1.6%。据 NAVIGATE 研究[12]报道,电磁导航支气管镜的总体气胸发生率为 4.3％,但需住院或留置胸管的气胸发生率仅为 2.9％,2 级以上出血和 4 级以上呼吸衰竭的发生率分别为 1.5％和 0.7％。正因为电磁导航支气管镜安全性高,所以有研究证实电磁导航支气管镜技术可安全应用于高风险患者,如合并重度慢性阻塞性肺疾病(chronic obstructive pulmonary disease,COPD)的患者。Towe 等[18]对 341 例患者行电磁导航支气管镜检查,其中 COPD 占比为 26％,总体气胸的发生率为 7.5％,需留置胸管的为 3.1％,多因素分析并发症的危险因素与肺功能无关。Towe 等[19]对 NAVIGATE 研究结果进行分析,448 例 COPD 患者与 541 例非 COPD 患者的并发症发生率总体相似 (7.4％ vs 7.8％,$P=0.90$),COPD 患者的气胸发生率低于非 COPD 患者(2.7％ vs 3.7％,$P=0.47$),多因素分析认为 COPD 并不是并发症的危险因素。

4.4.2 外科手术前或放射治疗前定位

难以触及的外周肺结节的术中定位是胸外科的难题。目前,常采用的方法是 CT 引导下经皮 Hookwire 定位,但有定位导丝移位、出血等风险。电磁导航支气管镜的出现为我们提供了新的定位方法,可以靠近病灶或在脏层胸膜注射染料、硬化剂等标记病灶位置,以提高外科手术的安全性和准确性。Luo 等[20]报道,经电磁导航支气管镜引导至病灶附近注射混合亚甲蓝的纤维蛋白胶,可辅助定位无法触及的外周肺结节,使术中可明显触及病灶,提高定位准确性,并且染料并不影响病理诊断。但在部分长期抽烟患者中,脏层胸膜染色不易被发现。因此,Hachey 等[21]通过电磁导航支气管镜注入吲哚菁绿荧光染色剂,可以在荧光胸腔镜下更直观地切除病灶。此外,通过电磁导航支气管镜定位可明显缩短患者的手术等待时间。Bolton 等[22]比较了微创肺部手术前的电磁导航支气管镜引导下定位与 CT 引导下定位方法,发现两种方法定位耗时相似,但电磁导航支气管镜定位后至手术的等待时间明显短于 CT 引导下定位(26 分钟 vs 189 分钟),分析原因为 CT 引导下定位的术前定位地点与手术地点不在同一个房间,患者需要转移和长时间等待。电磁导航支气管镜的优势是可与微创胸外科优化融合,仅通过一次麻醉即可完成肺部病灶的"诊断、定位、手术"一体化诊疗模式,满足肺癌早发现、早诊断、早治疗的临床需求。

在 CT 影像引导的放射治疗中,基准标记物作为肿瘤位置的可见替代物,既往经皮放置的气胸并发症发生率较高;而电磁导航支气管镜可为放置基准标记物提供安全引导,提高放射治疗的准确性。2007 年,Anantham 等[23] 报道了一项关于电磁导航支气管镜引导下立体定向放射治疗肺肿瘤的基准定位器放置的可行性研究,总共有 39 个基准标记物被成功放置至 8 位患者体内,在放置 7~10 天后仍有 90% 的基准标记物在位,可继续用于放射治疗。基于前述研究的线性基准标记物有约 10% 的移位率,Schroeder 等[24] 在电磁导航支气管镜引导下在 49 例患者 56 处肿瘤病灶放置螺旋弹簧圈基准标记物 217 枚,几乎无移位,仅有 3 例发生气胸并发症。Nabavizadeh 等[25] 同样报道了经电磁导航支气管镜引导放置弹簧圈基准标记物的研究,结果显示气胸发生率低,基准位置可靠,移位率低,放射治疗全程基准位移小于 7mm、5mm 和 2mm 的比率分别为 98%、96% 和 67%。Bowling 等[26] 分析了 NAVIGATE 研究中经电磁导航支气管镜引导放置基准标记物的 258 例患者,给每个患者平均放置 2.2FMs±1.7FMs(中位数为 1.0FMs),99.2% 的患者准确定位,随访影像显示 94.1%(239/254)的标记物仍在原位,操作相关的气胸发生率为 5.4%(14/258),2 级以上不良事件的发生率为 3.1%(8/258),

与操作相关的 4 级以上呼吸衰竭的发生率为 1.6%（4/258），无出血事件发生。

4.4.3 治 疗

电磁导航支气管镜应用于临床是肺癌微创诊断的重大突破，也为肺癌患者的局部治疗提供了可靠路径。对于一些不能进行外科手术的患者，如合并严重心肺功能问题而不能耐受手术的患者、不愿意手术或者复发转移以后不愿再次手术但又新发外周肺结节的患者，可利用电磁导航支气管镜引导，经支气管到达或接近病灶进行近距离放疗、射频消融、微波消融、光动力等局部治疗。但电磁导航支气管镜引导经支气管局部治疗的有效性、安全性、远期疗效及最佳适应证等仍需要更多的前瞻性临床研究和长期随访确认。

（1）电磁导航支气管镜引导经支气管放射治疗：2006 年，Harms 等[27]对 18 例无法手术治疗的周围型肺癌患者成功应用了电磁导航支气管镜引导经支气管内近距离放疗，通过电磁导航支气管镜寻找病灶，然后用支气管内超声确认病变位置，并沿活检通道插入放疗导管，结果表明 50% 患者的肿瘤达到完全缓解，未出现严重并发症。

(2)电磁导航支气管镜引导经支气管射频消融治疗：射频消融是使用电磁波与射频交流电对肿瘤细胞进行热效应消融的治疗方法，消融部位病理组织学提示肺泡结构破坏并凝固性坏死。Tsushima等[28]探索了经支气管对绵羊肺进行射频消融治疗的可行性。Santos等[29]报道对19例肺癌患者进行电磁导航支气管镜引导下射频消融治疗，可减少皮肤穿刺和探针调整次数，电磁导航支气管镜可有效辅助射频消融。Xie等[30]对3例不能手术的ⅠA期肺癌或转移瘤患者应用电磁导航支气管镜引导经支气管射频消融治疗，结果证实该方法安全有效。

(3)电磁导航支气管镜引导经支气管微波消融治疗：微波消融治疗因热效率高、升温速度快、高温热场较均匀、凝固区坏死彻底、消融时间短、消融范围大、受血流灌注影响小等突出优势，在肺部肿瘤消融应用中越来越受重视。其原理是肿瘤组织内的蛋白质分子、水分子等极性分子在微波电磁场的作用下发生极高速振动，造成分子之间的互相碰撞、互相摩擦，短时间内形成高达 $60\sim150℃$ 的温度，利用热产生的生物学效应直接导致病灶组织中的细胞发生不可逆损伤或凝固性坏死。随着电磁导航支气管镜技术的成熟，匹配电磁导航支气管镜的经支气管微波消融技术也逐渐成熟：柔软的微波消融针，更能适应肺部错综复杂的支气管结构；结合水循环冷却技术，使输出功率足以消灭一定范围内的肿瘤细胞，即可局部治疗甚至治愈肺癌。而关于经支气管微波消融治疗肺结节的报道则较少。上海胸科医院于2016 年 5 月成功施行了国内首例电磁导航支气管镜精确引导下经支气管微波消融术。

（4）电磁导航支气管镜引导经支气管光动力治疗：光动力治疗是利用光动力效应进行疾病诊断和治疗的一种新技术。其光动力效应是有氧分子参与的伴随生物效应的一种光敏化反应，通过特定波长的激光照射使组织吸收的光敏剂受到激发，而激发态的光敏剂又把能量传递给周围的氧，生成活性很强的单态氧，单态氧与相邻的生物大分子发生氧化反应，产生细胞毒性作用，进而导致细胞受损乃至死亡。Chen 等[31]通过电磁导航支气管镜引导对 3 例肺结节患者进行光动力治疗，其肺结节的平均直径为 21.3mm，导航平均时间为 14.3 分钟，无严重并发症发生，1 例患者在术后 1 个月出现皮肤过敏反应，随访 CT 显示所有患者的肿瘤均明显缩小。

4.5 展 望

自 20 世纪 90 年代中期电磁导航支气管镜问世以来,关于适宜应用电磁导航支气管镜的患者和病变,以及影响电磁导航支气管镜性能的技术因素的研究,已经有了长足的进展。随着电磁导航支气管镜临床应用的广泛开展,其安全性和有效性不断得到证实,同时电磁导航支气管镜具有经自然腔道微创、无辐射伤害等优点,与其他技术优化融合,仅通过一次麻醉即可完成外周肺结节的"诊断、定位、手术/局部治疗"一体化诊疗模式,满足肺癌早发现、早诊断、早治疗的临床需求,未来有可能改变肺癌的诊断和治疗方式。目前,美国胸科医师学会指南对于传统支气管镜难以触及的外周肺结节,推荐具有相关设备和经验的医学中心可应用电磁导航支气管镜引导活检,推荐等级为 1C[32]。最新美国国立综合癌症网络(National Comprehensive Cancer Network, NCCN)指南亦指出,对于肺外 1/3 处外周肺结节,推荐应用电磁导航支气管镜和径向支气管内超声等尽可能微创和准确率高的诊断方法[33]。《肺小结节术前辅助定位技术专家共识(2019 版)》指出,电磁导航支气管镜辅助定位可以有效提高手术的安全性及结节切除的成功率[34]。

但电磁导航支气管镜仍然存在一定的局限性，对外周肺结节的诊断率仍不能令人满意。其定位的精准度受支气管镜技术的制约，定位操作步骤相对烦琐，此外检查成本相对高，限制了其在临床的广泛应用。另外，电磁导航支气管镜作为"地图"的虚拟气道重建来自操作前采集的 CT 影像数据，然而呼吸运动可能改变病变位置。此外，气管镜置入靶段气管也可以造成显著的病变移位。由于病变的实际位置可能由多种原因而发生改变，导致活检错误，因此需要实时确认外周肺结节的位置或实时跟踪。目前，已有锥形束 CT 被应用于临床三维确认位置。此外，术前胸膜标记定位的最佳染料、注入染料的最佳剂量以及最合适的靶标记点等问题仍需进一步探索和解决。

展望未来，全程引导、外周肺结节位置的实时确认和可视化、实时跟踪活检工具、开发更先进的治疗工具和成像技术等仍需在未来电磁导航支气管镜临床应用予以解决，从而使电磁导航支气管镜引导下的诊断和治疗更精准、更有效。

参考文献

[1] Heerink WJ, de Bock GH, de Jonge GJ, et al. Complication rates of CT-guided transthoracic lung biopsy：meta-analysis[J]. Eur Radiol, 2017, 27 (1)：138-148. doi：10. 1007/s00330-016-4357-8.

[2] Solomon SB, White P Jr, Acker DE, et al. Real-time bronchoscope tip localization enables three-dimensional CT image guidance for transbronchial needle aspiration in swine[J]. Chest, 1998, 114 (5)：1405-1410. doi：10. 1378/chest. 114. 5. 1405.

[3] Solomon SB, White P Jr, Wiener CM, et al. Three-dimensional CT-guided bronchoscopy with a real-time electromagnetic position sensor：a comparison of two image registration methods[J]. Chest, 2000, 118 (6)：1783-1787. doi：10. 1378/chest. 118. 6. 1783.

[4] Mehta AC, Hood KL, Schwarz Y, et al. The evolutional history of electromagnetic navigation bronchoscopy：state of the art[J]. Chest, 2018, 154 (4)：935-947. doi：10. 1016/j. chest. 2018. 04. 029.

［5］Schwarz Y，Mehta AC，Ernst A，et al. Electromagnetic navigation during flexible bronchoscopy ［J］. Respiration，2003，70（5）：516-522. doi：10.1159/000074210.

［6］张辉军，张龙富，叶茂松，等. 国产电磁导航支气管镜检查定位系统引导经支气管镜肺活检术对肺外周病灶的诊断价值［J］. 复旦学报（医学版），2017，44（3）：348-352. doi：10.3969/j. issn. 1672-8467.2017.03.016.

［7］Zaaroor M，Bejerano Y，Weinfeld Z，et al. Novel magnetic technology for intraoperative intracranial frameless navigation：*in vivo* and *in vitro* results［J］. Neurosurgery，2001，48（5）：1100-1108. doi：10.1097/00006123-200105000-00027.

［8］Gildea TR，Mazzone PJ，Karnak D，et al. Electromagnetic navigation diagnostic bronchoscopy：a prospective study［J］. Am J Respir Crit Care Med，2006，174（9）：982-989.

［9］Gex G，Pralong JA，Combescure C，et al. Diagnostic yield and safety of electromagnetic navigation bronchoscopy for lung nodules：a systematic review and meta-analysis［J］. Respiration，

2014,87(2):165-176

[10]Zhang W,Chen S,Dong X,et al. Meta-analysis of the diagnostic yield and safety of electromagnetic navigation bronchoscopy for lung nodules[J]. J Thorac Dis,2015,7(5):799-809.

[11] Ha D,Choi H,Almeida FA,et al. Histologic and molecular characterization of lung cancer with tissue obtained by electromagnetic navigation bronchoscopy. J Bronchology Interv Pulmonol,2013,20(1):10-15.

[12]FFolch EE,Pritchett MA,Nead MA,et al. Electromagnetic navigation bronchoscopy for peripheral pulmonary lesions:one-year results of the prospective, multicenter NAVIGATE study［J］. J Thorac Oncol,2019,14(3):445-458.

[13]Seijo LM,de Torres JP,Lozano MD,et al. Diagnostic yield of electromagnetic navigation bronchoscopy is highly dependent on the presence of a Bronchus sign on CT imaging:results from a prospective study［J］. Chest,2010,138（6）:1316-1321.

[14]Eberhardt R,Anantham D,Ernst A,et al.

Multimodality bronchoscopic diagnosis of peripheral lung lesions:a randomized controlled trial[J]. Am J Respir Crit Care Med,2007,176(1):36-41.

[15]Karnak D,Cileda A,Ceyhan K,et al. Rapid on-site evaluation and low registration error enhance the success of electromagnetic navigation bronchoscopy [J]. Ann Thorac Med,2013,8(1):28-32.

[16]Mukherjee S,Chacey M. Diagnostic yield of electromagnetic navigation bronchoscopy using a curved-tip catheter to aid in the diagnosis of pulmonary lesions [J]. J Bronchology Interv Pulmonol,2017,24(1):35-39.

[17] Flenaugh EL, Mohammed KH. Initial experience using 4D electromagnetic navigation bronchoscopy system with tip tracked instruments for localization of peripheral lung nodules[J]. Int J Pulm Med,2016,18:1-7.

[18]Towe CW,Ho VP,Kazakov J,et al. Severe chronic obstructive pulmonary disease is not associated with complications after navigational bronchoscopy procedures [J]. Ann Thorac Surg, 2017,104(1):290-295.

［19］Towe CW，Nead MA，Rickman OB，et al.
Safety of electromagnetic navigation bronchoscopy in
patients with COPD：results from the NAVIGATE
study. J Bronchology Interv Pulmonol，2019，26（1）：
33-40.

［20］Luo K，Lin Y，Lin X，et al. Localization of
peripheral pulmonary lesions to aid surgical
resection：a novel approach for electromagnetic
navigation bronchoscopic dye marking［J］. Eur J
Cardiothorac Surg，2017，52（3）：516-521.

［21］Hachey KJ，Digesu CS，Armstrong KW，et
al. A novel technique for tumor localization and
targeted lymphatic mapping in early-stage lung
cancer［J］. J Thorac Cardiovasc Surg，2017，154（3）：
1110-1118.

［22］Bolton WD，Cochran T，Ben-Or S，et al.
Electromagnetic navigational bronchoscopy reduces
the time required for localization and resection of
lung nodules［J］. Innovations（Phila），2017，12（5）：
333-337.

［23］Anantham D，Feller-Kopman D，Shanmugham
LN，et al. Electromagnetic navigation bronchoscopy-

guided fiducial placement for robotic stereotactic radiosurgery of lung tumors:a feasibility study[J]. Chest,2007,132(3):930-935.

[24] Schroeder C, Hejal R, Linden PA. Coil spring fiducial markers placed safely using navigation bronchoscopy in inoperable patients allows accurate delivery of cyberknife stereotactic radiosurgery[J]. J Thorac Cardiovasc Surg,2010,140(5):1137-1142.

[25]Nabavizadeh N,Zhang J,Elliott DA,et al. Electromagnetic navigational bronchoscopy-guided fiducial markers for lung stereotactic body radiation therapy:analysis of safety,feasibility,and interfraction stability[J]. J Bronchology Interv Pulmonol,2014,21(2):123-130.

[26]Bowling MR,Folch EE,Khandhar SJ,et al. Fiducial marker placement with electromagnetic navigation bronchoscopy:a subgroup analysis of the prospective,multicenter NAVIGATE study[J]. Ther Adv Respir Dis,2019,13:1753466619841234.

[27] Harms W, Krempien R, Grehn C, et al. Electromagnetically navigated brachytherapy as a new treatment option for peripheral pulmonary

tumors.［J］Strahlenther Onkol，2006，182（2）：108-111.

［28］Tsushima K，Koizumi T，Tanabe T，et al. Bronchoscopy-guided radiofrequency ablation as a potential novel therapeutic tool［J］. Eur Respir J，2007，29(6)：1193-1200.

［29］Santos RS，Gupta A，Ebright MI，et al. Electromagnetic navigation to aid radiofrequency ablation and biopsy of lung tumors. Ann Thorac Surg，2010，89(1)：265-268.

［30］Xie F，Zheng X，Xiao B，et al. Navigation bronchoscopy-guided radiofrequency ablation for nonsurgical peripheral pulmonary tumors［J］. Respiration，2017，94(3)：293-298.

［31］Chen KC，Lee JM. Photodynamic therapeutic ablation for peripheral pulmonary malignancy via electromagnetic navigation bronchoscopy localization in a hybrid operating room（OR）：a pioneering study ［J］. J Thorac Dis，2018，10(Suppl 6)：S725-S730.

［32］Rivera MP，Mehta AC，Wahidi MM. Establishing the diagnosis of lung cancer：Diagnosis and management of lung cancer，3rd ed：American

College of Chest Physicians evidence-based clinical practice guidelines[J]. Chest，2013，143（5 Suppl）：e142S-e165S.

［33］National Comprehensive Cancer Network. Non-Small Cell Lung Cancer，Version 2. 2018，NCCN Clinical Practice Guidelines in Oncology. National Comprehensive Cancer Network. 2019

［34］肺小结节术前辅助定位技术专家共识（2019 版）专家组.肺小结节术前辅助定位技术专家共识（2019 版）[J].中国胸心血管外科临床杂志，2019，26（2）：109-113.

第5章　一站式经皮肺穿刺诊疗技术

5.1　概　述

一站式经皮肺穿刺诊疗技术在经皮肺穿刺术的基础上,结合快速现场评价(rapid on-site evaluation,ROSE)、射频消融和放射性^{125}I粒子植入等技术,达到一站式解决肺部肿瘤综合诊断与治疗的目的。

5.1.1　适应证

(1)原发性肺部肿块患者,合并心肺功能差、高龄或拒绝手术的患者。

(2)双侧病变或不能手术根治的肺内原发性肿块患者。

(3)原发灶得到控制的肺内多发转移瘤患者。

(4)周围型肺癌经过放化疗后肿瘤进展或者复发的患者。

5.1.2 禁忌证

(1)病变附近有严重肺气肿、肺大疱的患者。

(2)怀疑有血管病变的患者。

(3)怀疑有肺内囊性病变(如肺包虫病)的患者。

(4)有凝血功能障碍或者正在进行抗凝治疗的患者。

(5)不能配合、不能控制咳嗽或有严重心肺功能不全的肺动脉高压患者。

5.2 经皮肺穿刺术

5.2.1 术前准备

(1)制订穿刺计划:根据 CT 或 PET-CT 描述肿瘤的位置、大小、数目、形状,以及与心脏大血管、气管、支气管等的关系,确定体位和穿刺通路。

(2)制订放射性粒子植入计划:将胸部强化 CT(1 周内)导入治疗计划系统(treatment planning system,TPS),勾画临床靶体积(clinical target volume,CTV),通过治疗计划系统计算达到处方剂量,即肿瘤周边匹配剂量(matched peripheral dose,MPD)条件下所需的粒子数和活度。计划靶体积

(planning target volume, PTV)包括 CTV 外放 1cm，同时勾画肿瘤周边所危及的器官。根据治疗计划订购[125]I 粒子[1]。当肿瘤与血管关系密切时，应行增强 CT 扫描。在肿瘤伴有明显肺不张的情况下，推荐应用 MRI 或 PET-CT，便于标出靶区。应用剂量体积直方图进行剂量评估。

（3）患者术前检查：包括血常规、大小便常规、凝血功能、肝肾功能、血生化、病毒系列、血糖、肿瘤标记物、血型、心电图、心脏彩超、肺功能等检查。

（4）患者术前准备：患者及其家属（或被委托人）签署知情同意书；进行患者术前教育；患者于术前 4h 禁食；手术区必要时备皮；建立静脉通道；患者于术前口服止咳剂。

（5）仪器设备准备：包括 CT、射频消融治疗仪、射频电极、胸腔穿刺或胸腔闭式引流包、心电监护仪、吸氧装置、抢救车等相关设备，还有专用显微镜、无菌细胞学专用玻片、全套 Diff Quik（DQ，迪夫）染液等。

（6）药品准备：准备用于麻醉、镇痛、止咳、止血、扩容、降压等的药物。

5.2.2 操作步骤

➢ CT 引导下经皮肺穿刺术

（1）体位：根据胸部 CT 检查结果，明确病灶的位置及与邻近结构的关系，确定患者体位及进针部位。患者的体位选择要兼顾穿刺通路的选择。而体位选择的原则是患者易于固定和患者相对舒适，通常取仰卧位和俯卧位。

（2）监测生命体征：消融过程需要监测患者心率、血压及血氧饱和度，同时要观察患者的呼吸、疼痛、咳嗽、咯血等情况，必要时对症处理。

（3）规划穿刺方案：通过 CT 扫描确定肿瘤的位置与范围，体表标记确定穿刺点和穿刺路径，并测量体表穿刺点到肿瘤的距离。穿刺通路的选择原则是穿刺距离最短，并避开骨骼和其他重要结构，以及肺裂、肺大疱。

（4）消毒与麻醉：用碘伏、酒精消毒，铺无菌巾；穿刺点处用 1‰～2‰ 利多卡因局部浸润麻醉，直至胸膜。对于儿童、术中不能配合、预计手术时间长、肿瘤贴近壁层胸膜可能引起剧痛的患者，推荐采用清醒镇痛或全身麻醉。

（5）穿刺：选取合适活检针，根据定位角度和深度进针，按照规划路径进行穿刺，在进入胸膜腔之前行胸部 CT 扫描以确认进针方向和深度，并酌情调整。在针尖接近胸膜时，嘱患者屏气，按既定方向和深度迅速进针，然后行 CT 扫描明确针尖位置，如位置不对，则根据扫描所见，判断拟改变的角度和深度并加以调整，直至针尖进入病灶内部。

（6）活检：当活检针的针尖位于病灶边缘内侧时，即可行活检。活检方法根据活检针的不同而各异。①抽吸针：采用细针抽吸法。取出针芯接上 50mL 针筒并提插抽吸，提插幅度为 0.5～1.0cm。注意拔针前应去除负压，也不能加正压，以免抽吸物吸入针筒内或将抽吸物推出针尖。所获取的标本立即涂片，用无水乙醇固定送细胞学检查，组织块则放入 10％福尔马林溶液中固定送组织学检查。必要时，可就近另选穿刺点再次穿刺抽吸活检。②切割针：采用活检枪活检法。活检前需确认活检枪深度、切割长度、加载动力，当活检针芯抵达病灶边缘内侧时，将针芯固定到活检枪上，打开保险，启动扳机，活检后迅速拔针。取得条形标本立即放入 10％福尔马林溶液固定并送细胞学检查。必要时就近另选穿刺点重复穿刺活检。

> B 超引导下经皮肺穿刺术

B 超引导下经皮肺穿刺具有设备普及、检查费用低、可实时调整针尖方向等优点。对于靠近胸壁的较大周围型肺部结节,可选用 B 超引导下经皮肺穿刺术。在实时超声引导下进行的肺活检,体位及进针点均由超声检查后确定。局部皮肤消毒铺巾,用无菌乳胶手套或消毒薄膜包裹超声探头,穿刺方法同上。活检针在实时超声引导下插入深部,针尖一旦到达病变内,即可撤除探头,进行活检。

5.2.3 两种方法的优势比较

对于贴近胸壁的周围型肺部肿块,B 超检查可在清晰显示肿块内部回声、大小、形态及边界情况的同时,实时显示肿块周围的血管及重要脏器,有助于制定合理的穿刺路径,提高穿刺成功率,同时避开血管及脏器。B 超检查具有操作简单、无放射性、可重复性强、价格低廉等特点,只要定位成功,穿刺成功率极高。与 B 超引导下的定位穿刺相比,CT 分辨率较高,特别对于离胸壁较远的肿块,CT 比 B 超有明显优势,可有效提高定位的准确性;而 B 超引导下的定位穿刺虽然可实时监控穿刺针在病灶内的位置,但对肺内肿块无法清晰显示,进而影响一次性定位的成功率。

5.3　快速现场评价

快速现场评价(rapid on-site evaluation，ROSE)是在用穿刺、活检、刷片等方法收集标本时，相关人员在场，对所得标本满意度进行快速评价，得出初步诊断和优先策略，反馈指导下一步操作的一种技术。ROSE 分为现场细胞学评估(cytological rapid so-site evaluation，C-ROSE)和现场微生物学评估(microbiological rapid so-site evaluation，M-ROSE)。

其中，C-ROSE 是在取材现场对标本玻片进行快速染色，并采用光学／荧光显微镜实时判读细胞学病理。C-ROSE 在诊断性介入呼吸病学中有很好的应用，主要用于病灶良恶性的初步鉴别，同时明确取材效果，确保足量取材，以满足后续相关检测的病理细胞和组织的质量需求。C-ROSE 的具体操作分为制片→染色→阅片判读三个步骤。

(1)制片：靶部位取材时，用一次性 2.5～5mL 注射器针头将组织粒从经皮组织抽吸针或切割针尖端推出，在基本不损失组织标本的前提下，在无菌细胞学专用玻片(须具较强细胞附着性)染色端 1/3 处自内向外涂抹出直径约为 1cm 的圆形，须薄厚适度。

然后,将印片(滚片)后的组织粒放入 10%福尔马林溶液中固定并送组织学检查。

(2)染色:WHO 推荐采用 Diff Quik(DQ,迪夫)染液对 ROSE 细胞学片基进行快速染色。迪夫染色耗时很短,仅约 30～70s,即在靶部位取材后 1～2min 即可染好细胞学片基,转到专用显微镜进行判读。染色过程:分别把迪夫 A 溶液、迪夫 B 溶液、磷酸盐缓冲液(phosphate buffered saline,PBS)和清水适量倒于带盖玻璃染缸中;把片基浸泡于迪夫 A 溶液(10～30s);再于 PBS 染缸中洗掉迪夫 A 溶液,甩干缓冲液;再把片基浸泡于迪夫 B 溶液(20～40s);最后,把片基浸泡于清水染缸中水洗,以吸水纸吸干、擦干玻片残留液体,完成染色。迪夫 A 溶液、迪夫 B 溶液、PBS 均可挥发,用后应密封保存。

(3)阅片判读:需要配置光学显微镜及配套的图像采集系统,另需配备连接局域网诊疗信息系统的电脑,以便信息的储存和传输。此外,还需要专职细胞病理学专家,给标本取材满意度做出评价和对诊断做出初步评判。

由于 ROSE 的目的是实时指导介入现场进程,所以其技术核心在于两点:①尽可能提高制片和染色的速度;②准确判读细胞学结果。

根据 Guidelines of the Papanicolaou Society of Cytopathology 的指导,目前 C-ROSE 标本的判读结果及满意度可分为 C1～C5 五类。C1:标本无诊断价值或标本不适当,即标本无效;C2:良性病变;C3:良、恶性均有可能;C4:可疑恶性;C5:恶性病变。C-ROSE 是否成功,关键在于操作者制片和阅片的经验水平。

ROSE 的难点是标本的现场快速判读,这需要具备熟练技能和长期判读经验的病理学专家参与,并由具备资质的病理科医生出具细胞病理学诊断及官方报告。现实情况是,国内病理科医生工作量大,合适且能够驻守操作现场参与 ROSE 的病理学专家普遍缺乏,并且很多医院缺乏病理科与临床密切合作的机制,行政管理上也存在一定障碍,限制了 ROSE 的广泛开展。在国内部分医院,有由呼吸科医生来担任 ROSE 判读的工作。Bonifazi 等[2]研究也发现,呼吸科医生经过 3 个月的短期细胞病理学知识培训后,可以进行 ROSE 判读,判断是否取得目标标本,并评估标本量是否足够以及鉴别良恶性细胞,其评判准确率可达到 80%,与病理科医师 92% 的评判准确率相比,差异无统计学意义。

为了解决 ROSE 开展的实际困难,远程细胞病理学(telecytopathology,TCP)应运而生。TCP通过远程通信技术,在操作室与病理医生之间实现标本病理图像和诊断信息传递[3]。它突破了病理科专业人员、设备配置、场地受限的困难,利用网络开放和共享的特性,允许呼吸介入操作医生在现场通过网络与病理科专业人员沟通、讨论并反馈ROSE结果,进行辅助判读和诊断。这种模式打破了人员集中的限制,充分发挥多学科协作的优势,可以将各个专业的优势发挥到极致。

5.4　肺穿刺与射频消融

5.4.1 CT和B超引导穿刺消融的优势

(1)CT:是目前最常用和最准确的操作平台。CT密度分辨率高,能显示病灶横断面位置,清楚显示心脏、大血管与病灶的关系,可以避免损伤到心脏、大血管、气管、食管等重要结构。它具有定位精确、及时发现并发症和评估疗效的优点。但是不能实时监测穿刺过程,只能提供静态的横截面图像,需要反复扫描。

(2)B超:B超引导可实时监测,操作时间短,但它显示的病灶和穿刺位置不如 CT 直观清楚,只用于超声能观察到肿瘤全貌的靠近胸壁或与胸壁粘连的肿瘤。

5.4.2 操作步骤

(1)体位与消毒麻醉:同前。

(2)定位与穿刺[4]:每次 CT 扫描的范围包括靶肿瘤即可。在 CT 引导下,将射频电极通过穿刺点刺入靶肿瘤;在通过 CT 影像确认射频电极处于预定位置后,进行消融。为确保完全消融靶肿瘤,在安全的前提下,射频电极的覆盖范围应包括靶肿瘤及瘤周 0.5～1.0cm 的肺组织,即所谓的"消融区"。

(3)消融:根据射频消融治疗仪的类型、射频电极的型号、肿瘤大小及其与周围组织结构的关系,设置治疗参数(在对肺部肿瘤进行射频消融时,可以根据不同设备生产商推荐的参数进行适当调整)。消融结束,在拔出射频电极前要做针道消融,以减少肿瘤种植和出血。①小肿瘤(直径≤3cm 的肿瘤):可以单次射频消融治疗。②中肿瘤(直径为 3～5cm 的肿瘤):单次多点射频消融治疗。③大肿瘤(直径>5cm 的肿瘤):单次多点射频消融治疗,必要时辅助放疗或再次射频消融治疗。④特殊部位肿瘤:如病灶邻近心脏大血管、气管支气管、食管、膈肌和胸膜顶,建议使用单电极,穿刺方向尽可能与重要结构平行,并保证间隔距离在0.5cm以上。

(4)术后扫描:消融结束后再次行CT扫描,观察有无气胸、出血等并发症;确认无并发症后,用敷料覆盖穿刺点。在整个手术过程中给予患者持续低流量吸氧,严密监测患者生命体征变化(包括血压、心电、血氧饱和度等)。

5.4.3 射频消融效果评价

(1)射频消融后1个月:复查胸部增强CT。

1)与治疗前2周内检查的增强CT做比较,观察肿瘤区是否强化。肿瘤坏死的评价标准:①完全消融:肿瘤100%无强化;②部分消融:肿瘤无强化区≥50%;③无消融:肿瘤无强化区<50%。

2)与治疗前2周内CT片上肿瘤的相互垂直最大径乘积做比较。疗效评价标准:①完全缓解(complete remission,CR):肿瘤完全消失,影像学不能显示肿瘤,或仅有部分条索影;②部分缓解(partial remission,PR):相互垂直最大径乘积比治疗前缩小≥50%;③无变化(no response,NR):相互垂直最大径乘积比治疗前缩小<50%;④进展

（progress disease，PD)：相互垂直最大径乘积比治疗前增大≥25%。总体有效率＝完全缓解率＋部分缓解率（CR＋PR)。

（2)近期疗效评价：治疗后 3 个月复查胸部 CT，按照 WHO 制定的实体瘤治疗效果标准判定疗效。①CR：肿瘤完全消失持续 8 周以上；②PR：CT 片上肿瘤 2 个相互垂直最大径乘积缩小＞50%；③微效（minior-response remission，MR)：两者乘积缩小25%～50%；④NR：两者乘积缩小＜25%；⑤PD：两者乘积较前增大。

（3)远期疗效评估：消融后随访 1～5 年，记录患者生存状况。

5.5 放射性[125]I 粒子植入治疗

放射性[125]I 粒子植入治疗属于组织间植入近距离治疗范畴，是放射治疗的方法之一，是主要通过影像引导技术将密封的放射源直接植入肿瘤病灶内，通过放射性核素持续释放射线对肿瘤细胞进行杀伤的一种治疗手段[5]。

5.5.1 放射性[125]I 粒子植入的原则

（1)经皮放射性[125]I 粒子植入的影像引导技术有

CT、MR 及超声等。CT 是肺部肿瘤放射性粒子植入最常用的引导技术,其次是 MR。对于用超声能观察到全貌的靠近胸壁或与胸壁粘连的肿瘤,可以用超声引导。

(2)在临床工作中,应遵循"肿瘤医疗个体化"理念,重视多学科诊疗(multidisciplinary diagnosis and treatment,MDT),即在胸外科、呼吸科、肿瘤科、放射肿瘤科及介入科等共同讨论后决定治疗方案,保障患者得到有效、合理的治疗。

(3)在经皮穿刺放射性^{125}I粒子植入术前,须应用治疗计划系统制订治疗计划。基于患者 CT 图像(肺窗)制订治疗计划,同时注意所危及的器官。粒子活度一般选择 0.5～0.8mCi,处方剂量应为 110～160Gy[6]。应用剂量体积直方图(dose volume histogram,DVH)和等剂量分布图进行剂量评估。

(4)双侧病灶应分侧、分次治。

(5)术后随访。术后 1 个月,复查胸部强化 CT;之后,每 3 个月复查 1 次;2 年后,每 6 个月复查 1 次;5 年后,每年复查 1 次。建议有条件者可应用 PET-CT 进行随访。

5.5.2 操作步骤

(1)体位和消毒麻醉:同前。

（2）粒子植入：在 CT 引导下进行常规层厚0.5cm扫描，确定肿瘤部位，并在体表标记范围，根据治疗计划系统，选择相应肋间隙作为穿刺植入平面，并确定进针位置、角度和深度。无法避开骨骼阻挡者，可采用粒子植入辅助技术（包括骨打孔、人工气胸等），在 CT 引导下将粒子针穿刺入瘤灶预定位置。亦可平行进针，应用模板进行粒子植入。重复CT 扫描提示粒子针穿刺到位后，根据治疗计划系统植入粒子。在插植粒子针时，间距一般为 1～1.5cm，粒子针一次性插植完成或分层插植，在进针至肿瘤远端边缘后，应用粒子植入器以等间距退针方式将粒子植入肿瘤。所植入的粒子与大血管的距离应≥1cm，与脊髓的距离应≥1cm。在粒子植入过程中，及时进行 CT 扫描，确定已植入的粒子是否符合治疗计划，及时对治疗计划进行修正。植入完成后，进行全肺 CT 扫描，确定各层面所植入的粒子分布及粒子数，如有粒子稀疏或遗漏，应立即补充植入，以满足术前治疗计划的剂量要求。同时，观察有无气胸、出血等并发症，及时对症处理，必要行经皮穿刺置管引流术。将术后 CT 图像输入治疗计划系统进行剂量验证。

（3）粒子植入术中监护：手术过程需要监测心

率、血压及血氧饱和度,同时要观察患者的神志意识、呼吸、疼痛、咳嗽、咯血等情况,并对症处理。

(4)术后处理:患者返回病房过程中,由专人护送,手术部位遮盖 0.15～0.25mm 铅当量的铅单。术后予以心电监护、吸氧,至病情平稳。术后 24h 复查胸部 X 线片或胸部 CT,观察有无继发气胸、血胸或粒子移位。

5.5.3 放射性[125]I 粒子植入的准入和放射防护

放射性[125]I 粒子植入的准入和放射防护参照《放射性粒子植入治疗技术管理规范(试行)》卫办医政发〔2009〕187 号及《临床核医学放射卫生防护标准》(GBZ120－2006)。

5.5.4 随访及疗效评估

(1)术后局部疗效评估:参考实体肿瘤的疗效评价标准(1.1 版)[7]。完全缓解(CR):指所有靶病灶消失。部分缓解(PR):指靶病灶直径之和比基线水平减少至少 30%。疾病进展(PD):以整个随访过程中所有测量的靶病灶直径之和的最小值为参照,直径之和增加至少 20%(如果基线测量值最小,就以基线值为参照);除此之外,必须满足直径之和的绝对值增加至少 5mm(出现一个或多个新病灶也视为疾病进展)的条件。疾病稳定(SD):靶病灶减小的程度没达到 PR,增加的程度也没达到 PD 水平,介于两者之间,研究时可以直径之和的最小值作为参考。

(2)临床疗效评估:在判断局部疗效的基础上,定期随访患者的生存情况,并记录患者 1、2、3、5 年的生存情况。

5.6 术后并发症[8-10]

5.6.1 穿刺相关并发症

(1)气胸,为常见并发症,发生率约为 2.2%～10.6%。少量气胸无需处理,卧床休息 2～3d,气胸可自行吸收。当肺体积压缩大于 30%或出现呼吸困难时,需要行胸腔闭式引流术。

(2)出血,比较少见。如发生出血,应让患者安静休息,避免咳嗽。若只是少量咯血,无需治疗即可自愈。若咯血量较大,嘱患者卧床休息,对症治疗,预防窒息,可用止血药物。

(3)空气栓塞,极少见,如发生空气栓塞,后果往往较严重。操作时,应注意防止穿刺入肺静脉。每次抽吸后,应立即用针芯堵住套管针,以免空气进入。

（4）感染。

（5）癌细胞针道种植等。

5.6.2 消融相关并发症

（1）消融后综合征：发生率为 6.6％～22.2％,是一过性自限性综合征,表现为低热及其他不适等。多为肿瘤坏死引起的,对症处理即可。对少数患者需要给予非甾体类抗炎药,必要时可以适量短时应用小剂量糖皮质激素。

（2）胸腔积液：消融后经常可以见到少量胸腔积液,发生率为 1.3％～60％,与消融过程中高温胸膜受刺激有关,一般观察或保守处理即可。如果出现中量到大量胸腔积液,那么需要行穿刺抽吸或胸腔闭式引流。需要胸腔引流者的比率低于 10％。

（3）咳嗽：术中剧烈咳嗽可能与病灶局部温度升高刺激肺泡、支气管内膜或胸膜所致。术后咳嗽为消融后局部肿瘤组织坏死及其周围肺组织热损伤引起的炎症反应所致。术前予以镇咳药预防,术后予以止咳化痰对症治疗。

（4）胸膜反应：消融过程刺激了支配壁层胸膜的

迷走神经,兴奋的迷走神经可使心率减慢甚至心搏停止。针对这类患者,建议暂停消融治疗,局部充分麻醉,并适当应用阿托品、镇静剂等药物。

(5)肺部炎症:炎症发生率为 6%～12%,肺脓肿发生率为 1.9%～6.6%,其在基础体质差、糖尿病、慢性阻塞性肺部疾病的患者中更容易发生。术后予以消炎预防,并根据痰液、血液或脓液培养结果调整抗生素用药。

(6)少见并发症:包括支气管胸膜瘘、空气栓塞、肺动脉假性动脉瘤和心脏压塞,并发症包括邻近神经损伤(如臂丛、肋间、膈、喉返神经等对热敏感)、针道种植、肺脓肿、皮肤灼伤等。

5.6.3 粒子植入相关并发症

(1)粒子移位和迁移:粒子在术后可发生移位,迁移至远端细支气管,脱落游离至胸腔,需严密观察。如粒子由患者咳出,应将粒子置入金属密闭容器,转交至专门机构处理。

(2)局部放射性肺炎及放射性肺纤维化:无需特殊处理。

5.7　总结与展望

在胸外科介入临床工作中,射频消融和放射性^{125}I粒子植入等技术已被广泛应用于肺部晚期肿瘤、肺转移瘤以及肺功能较差肺结节患者的非手术治疗,但这些诊治方法需要在有组织病理学确诊依据的基础上实施。对于外周性肺占位病变,气管镜介入检查往往不能取得病理组织,需要采用 CT 或 B超引导下经皮穿刺肺活检技术。在以往的肺结节介入诊治中,患者要等肺穿刺所获得的标本得出病理结果后,再择期行经皮肺穿刺射频消融和放射性^{125}I粒子植入治疗。这存在两个不足:①患者经皮肺穿刺所获得的组织标本需要 5 个工作日甚至更久的时间才能获得病理结果,导致治疗和病情的拖延,并且部分患者经皮肺穿刺所获得的标本质量不佳,甚至需要再次行诊断性穿刺;②患者要经历 2 次经皮肺穿刺诊疗,这不仅增加了住院次数和费用,而且也增加了因肺穿刺发生相关并发症的风险。

近些年,ROSE 的发展给一站式经皮肺穿刺诊疗带来了可能。在一次穿刺获得组织后,现场快速给出细胞学诊断,可以予以射频消融和放射性^{125}I粒子植入治疗。

从临床实践的角度看,经皮肺介入技术治疗肺部肿瘤的有效性和安全性都已得到临床验证,已成为继手术、放疗、化疗之后的第四大治疗手段。一站式经皮肺穿刺诊疗技术是集肺部肿块的诊断与治疗于一体的一站式诊治模式,相比于以往的肺介入诊治技术有一定的优势,但在以后的临床实践中仍需要不断补充,动态完善。

参考文献

[1]焦德超,张福君,陆郦工,等.^{125}I粒子组织间植入治疗肺恶性肿瘤[J].介入放射学杂志,2008,17(3):190-193.

[2]Bonifazi M,Sediari M,Ferretti M,et al. The role of the pulmonologist in rapid on-site cytologic evaluation of transbronchial needle aspiration:a prospective study [J]. Chest,2014,145(1):60-65.

[3] Bott MJ,James B,Collins BT,et al. A prospective clinical trial of telecytopathology for rapid interpretation of specimens obtained during endobronchial ultrasound-fine needle aspiration [J].

Ann Thorac Surg,2015,100(1):201-205;discussion 205-206.

[4]刘宝东,刘磊,胡牧,等.CT引导下射频消融治疗肺内特殊部位恶性肿瘤的临床经验[J].结核病与肺部健康杂志,2013,2(1):7-10.

[5]王俊杰,庄永志.放射性粒子近距离治疗肿瘤[J].中国微创外科杂志,2001,3(3):187-191.

[6]王俊杰.放射性粒子治疗肿瘤临床应用规范[M].北京:北京大学医学出版社,2011.

[7]Eisenhauer EA,Therasse P,Bogaerls J,et al. New response evaluation criteria in solid tumors: revised RECIST guideline (version 1.1)[J]. Eur J Cancer,2009,45(2):228-247.

[8]Zhu JC,Yan TD,Morris DL. A systematic review of radiofrequency ablation for lung tumors [J]. Ann Surg Oncol,2008,15(6):1765-1774.

[9]Kashima M,Yamakado K,Takaki H,et al. Complications after 1000 lung radiofrequency ablation sessions in 420 patients:a single center's experiences[J]. AJR Am J Roentgenol,2011,197 (40):W576-W580.

[10]Okuma T,Matsuoka T,Yamamoto A,et

al. Frequency and risk factors of various complications after computed tomography-guided radiofrequency ablation of lung tumors [J]. CardiovascInterventRadiol，2008，(1)：122-130.

第6章　肺癌术前病理分期评价体系

6.1　肺癌术前分期的意义及方法概述

　　肺癌的 TNM 分期决定了患者的治疗方案选择和生存预期,而准确的纵隔淋巴结分期在 TNM 分期中又有着至关重要的作用。根据现行 NCCN2020 版肺癌指南,除Ⅰa 期外,对于可手术的非小细胞肺癌,在术前均推荐进行纵隔淋巴结活检,活检方式包括纵隔镜、纵隔切开活检术、超声支气管镜、超声内镜及 CT 引导下穿刺等[1],本章节主要讨论、介绍最常用的纵隔镜及超声支气管镜。

　　纵隔镜曾被公认为是肺癌外科分期的金标准[2],因其能在直视下取到较多的组织标本,有利于获取准确的病理诊断。但近年有文献报道称,支气管内超声引导针吸穿刺活检术(endobronchial ultrasound-guided transbronchial needle aspiration,

EBUS-TBNA)对肺癌外科分期的效果与纵隔镜相似，而纵隔镜所造成的创伤相对较大，且需要全身麻醉及气管插管支持，操作上存在一定的并发症和死亡风险。另外，EBUS-TBNA可在局麻下进行操作，与纵隔镜相比，EBUS-TBNA更加安全、方便、经济，操作相关并发症也更少[3-4]。EBUS-TBNA不仅能对纵隔镜可以评估的隆突前及气管旁淋巴结进行取样，还可以对纵隔镜难以取材的气管后及纵隔下淋巴结进行取样，扩大了可疑纵隔淋巴结的活检范围。EBUS-TBNA将超声支气管镜与经支气管针吸活检术联合，使临床医生可以在超声图像实时监测下对病灶进行穿刺活检，穿刺过程中可以清楚地看到病灶内的血流及其与周边血管的关系，避免误伤血管，使穿刺的准确性和安全性大大提高[5]。

6.2 纵隔镜

6.2.1 纵隔镜概述

纵隔镜术（mediastinoscopy）是一种用于上纵隔探查及活检的手术技术。1959年，Carlens医生在总结前人经验的基础上，首次正式命名和描述了纵隔镜术[6]。该手术的主要操作步骤和特点包括以下几个方面。①做单一颈部正中小切口；②示指沿气管前解剖间隙分离出血管后颈纵隔"隧道"；③将带光源的纵隔镜置入颈纵隔"隧道"，在直视下分离气管旁淋巴结并行活检术；④在全麻下完成整个手术。这标志着经典颈部纵隔镜手术的完善。Carlens 的颈部纵隔镜手术很快从瑞典传遍了全球，尤其在欧洲很快成为确诊纵隔疾病的常用手段，初步显示了很好的应用前景。Carlens 教授的学生、北美现代胸外科的开拓者和教育家 Pearson 教授，首先积极开展纵隔镜手术，并进一步拓宽了其在胸外科领域的应用范围，尤其是确立了纵隔镜在肺癌术前病理分期上的历史地位[7-8]。

6.2.2 常见纵隔镜路径及操作过程

（1）经颈纵隔镜（standard cervical mediastinoscopy，SCM）可活检的淋巴结包括第 1 组（颈根部和胸骨上窝）、第 2 组（气管旁）、第 3a 组（血管前）、第 3p 组（气管后）、第 4 组（气管支气管组）和第 7 组（隆突下）。操作过程：患者取仰卧位，头尽量后仰伸直颈部，全麻单腔气管插管，按甲状腺手术切口消毒、铺巾，在胸骨上切迹上方约 1cm 处做颈部领式切口，长约 3cm，切开皮下组织和颈阔肌，在正中线上分开两侧的颈前肌群，切开气管前筋膜至气管前间隙，用示指沿气管正中线钝性分离，形成人工隧道，沿人工隧道置入纵隔镜。重点观察区域包括第 2、3、4 和 7 组淋巴结区。

（2）胸骨旁纵隔镜（parasternal mediastinoscopy，PM）可活检的淋巴结包括第 5 组（主动脉弓下）和第 6 组（主动脉旁）。操作过程：在距左侧胸骨旁 2cm 左右的第 2 或 3 肋间做切口，长约 3cm，一次切开皮肤、皮下组织和肋间肌，置入纵隔镜，探查第 5、6 组淋巴结或纵隔肿物，在直视下进行多点活检[9-11]。

6.3　EBUS-TBNA

6.3.1　EBUS-TBNA 概述

EBUS-TBNA 是近年来出现的一种新技术，其在肺癌纵隔淋巴结分期中的应用价值逐步得到人们的认可，并替代了大部分纵隔镜等有创性分期手术。

21 世纪初开始，日本千叶大学的藤泽武彦教授及安福和弘等学者与奥林巴斯公司合作，共同研发了新一代的凸式探头超声支气管镜，经过上百次的试验,于 2002 年 3 月成功研发了全球首台凸式探头超声支气管镜,并使之能够用于实时支气管内超声引导针吸穿刺活检术(EBUS-TBNA)。我国也于 2008 年首次引入了该项技术[12]。

超声支气管镜(EBUS)是一种在支气管镜前端安装超声探头的设备,结合专用的吸引活检针,可在实时超声引导下行经支气管针吸活检(TBNA),搭载的电子凸阵或径向扫描的彩色能量多普勒可同时帮助确认血管的位置,防止误穿血管。其临床应用包括肺癌的纵隔淋巴结分期、肺癌的纵隔淋巴结再分期、大气道周围肺部病变的诊断、纵隔肿瘤诊断、纵隔良性病变(结节病、淋巴结结核)诊断、肺部外周病灶诊断等。其中,肺癌的纵隔淋巴结分期是最常见的应用。超声支气管镜的问世为沉寂已久的介入肺脏病学领域注入了新的活力,为肺癌临床分期、纵隔肿瘤诊断等临床问题提供了新的解决方法。EBUS-TBNA 可以评价除主动脉及食管周围淋巴结(3a、5、6、8、9 组)外的其余所有纵隔淋巴结。CP-EBUS 支气管镜前段外径为 6.2mm,可到达第 10 和 11 组淋巴结,但无法评价部分第 12 组淋巴结。有研究报道,在支气管镜超声引导针吸活检术预测淋巴结良恶性中,淋巴结大小、形态、境界、内部回声、门结构、血流分布这 6 项 EBUS 声像特征具有鉴别价值[13]。

6.3.2 EBUS-TBNA 操作过程

术前由麻醉医师和手术医师综合患者年龄、基础疾病、肺功能、血气分析等情况决定术中麻醉方式：①轻度静脉镇静、镇痛＋高流量鼻导管吸氧；②静脉镇静、镇痛后置入喉罩连接呼吸机辅助通气。检查前，患者禁食禁饮 4h 以上，开通静脉通道，术前利多卡因雾化吸入局部麻醉，术中追加芬太尼及咪达唑仑静脉镇静、镇痛，全程予以心电监护及指氧监测。术时先行常规支气管镜清理呼吸道，观察管腔情况，然后换用超声支气管镜，将凸面探头贴近气道壁到达目标位置，向水囊中注入适量的水（安装水囊：超声探头与气管壁之间如果有空气，则不能获得清晰的超声图像，因此为使超声探头与气道接触紧密，需在探头上安装专用的用天然乳胶制成的水囊），通常使用 20mL 注射器并用三通活塞及延长管连接水囊通道，这样检查者就可以自由调控水囊的大小[14]。打开主机的超声模式并探查肿大的淋巴结和（或）肿物大小及部位，确定行 EBUS-TBNA 检查的淋巴或病灶，将超声支气管镜调整至合适的穿刺部位,测量病灶大小及穿刺距离,打开彩色多普勒超声模式,观察病灶内血供情况并确定其与邻近血管的关系,确定穿刺部位及穿刺方向,然后经过工作通道送入穿刺针,每次穿刺连接负压空针反复抽吸 20 次左右[15]。

根据影像学资料找到相应病变位置,应用超声探测病变的特征。相关模式设定如下。

◆ B 模式:大小、形态、钙化、淋巴门、边缘、回声、分隔等。

◆ PW 模式:通过颜色显示血流的强度。

◆ Doppler 模式:通过颜色显示血流的方向和速度。

◆ Elastic 模式(弹性超声):通过密度判断病变良恶性,寻找最佳穿刺点。

◆ H-Flow:通过颜色显示血流的方向和强度,有助于避开细小血管。

◆ THE 模式(组织谐波功能):对比度好,伪影少。

◆ CH-EUS 模式 (contrast harmonic-endoscopic ultrasonography,造影谐波 EUS 模式):采用谐波描出技术,可提示医生判断肿瘤及其他异常生长。

6.3.3 EBUS-TBNA 结合弹性超声

普通的 EBUS 无法判断淋巴结的良恶性,而支气管内超声弹性成像(endobronchial ultrasound elastography)作为一种新型实时成像诊断技术有助于初步鉴别淋巴结的良恶性,可用于纵隔和肺门淋巴结的鉴别诊断。超声弹性成像技术是一种用于测量组织弹性的新成像方法。该方法通过表征病理组织和正常组织在受压或振动时的硬度差异来揭示组织的物理性质。产生弹性成像的基本原理是组织在得到外部或内部的动态或静态刺激后,产生位移、速度和应变等反应。弹性成像是一种非侵入性方法,组织的相对硬度可以被反映为颜色图或测量为剪切波速度,即应变弹性成像和剪切波弹性成像[16]。应变弹性成像可以应用于超声内镜,这是一种基于组织对外力或内力响应的定性方法,组织的弹性系数越大,所引起的应变相对较小,弹性分数就越高,即更硬的组织具有更高点的弹性分数。组织硬度的数据可以转换成 RGB(红、绿、蓝)彩色图像,其中硬组织以蓝色显示,中等硬度的组织以绿色显示,软组织以红色显示,图像可覆盖在二维超声图上[17]。基于不同的颜色代表不同的组织受压变形情况,可判断病灶是否为恶性肿瘤；对于淋巴结，也可根据不同的颜色编码评估淋巴结内有无转移，其具有较高敏感性、特异性和准确度。目前，在 PubMed 上已可检索到"endobronchial ultrasound elastography"多篇相关文献。有研究显示，支气管内超声弹性成像对肺癌的诊断敏感性、特异性、阳性预测值、阴性预测值、诊断准确率分别为 100%、92.3%、94.6%、100% 和 96.7%。由此可见，支气管内超声弹性成像技术对肺癌的辅助诊断意义重大。《中华结核和呼吸杂志》中有研究报道了 46 例初诊肺癌病例的 EBUS-TNBA 结果，显示 EBUS-TNA 的诊断敏感性为 96%，特异性为 100%，阳性预测值为 100%，阴性预测值为 92%，准确率为 97%。根据肿瘤组织比相邻正常组织更硬的病理生理学基础，超声弹性成像可用于鉴别多种器官病变的良恶性，如乳腺、甲状腺、前列腺、子宫颈、肝脏、胰腺和淋巴结等[18]。研究表明，与常规超声以及传统的 CT 和 MRI 等技术相比，超声弹性成像能更好地反映组织的生物学特性，在鉴别良性和恶性病变方面有着重要的作用[19]。2015 年，Inage 等[20]首次用支气管内超声弹性成像评估肿瘤是否侵入周围组织结构，并发现纳入超声弹性成像对于评估肿瘤是否侵入周围组织结构比常规超声模式成像更有用。2018 年的一篇荟萃分析[21]表明,支气管超声弹性成像在鉴别恶性和良性淋巴结中的敏感性为 93%,特异性为 85%,受试者工作特征(receiver operator characteristic,ROC)曲线下面积(AUC)为 0.93,诊断价值较高。目前,令人信服的证据证明了支气管超声弹性成像技术在鉴别良性和恶性淋巴结方面的重要价值。弹性成像的常用评价指标主要有弹性图像类型、弹性成像评分、应变率比值及蓝色区域的面积比例,现将其临床应用现状分别归纳如下。

(1)弹性图像类型:2014 年,日本学者 Izumo 等[22]首次应用该方法评估了 75 个淋巴结,1 型主要是非蓝色(绿色和红色)图像,考虑良性;2 型为部分蓝色图像、部分非蓝色(绿色和红色)图像,可能为良性,也可能为恶性;3 型主要是蓝色图像,考虑恶性;其诊断的敏感性、特异性和准确率分别为 100%、92.3% 和 96.7%。2017 年,Korrungruang 等[23]在一项前瞻性多中心研究中评估了 72 名患者共 120 个淋巴结,其敏感性、特异性、阳性预测值和阴性预测值分别为 100%、66.7%、92.3% 和 100%。同年,Gu 等[24]前瞻性评估了上海市肺科医院接受 EBUS-TBNA 检查的 60 名患者共 133 个淋巴结,使用弹性图像类型诊断纵隔、肺门淋巴结的敏感性、特异性、阳性预测值、阴性预测值和准确率分别为 100%、65%、85.7%、100% 和 88.7%,得出结论——弹性图像类型具有较高的诊断准确率及阴性预测值,可实时指导 EBUS-TBNA 期间的临床决策,减少不必要的损伤并可以缩短手术时间。Huang 等[25] 评估了 47 例患者共 78 个淋巴结,也得到类似的结论。Lin 等[26] 回顾性分析了 94 名患者共 206 个淋巴结,这是目前所知的最大样本量。结果表明,与传统超声模式相比,EBUS 弹性超声具有更高的诊断率和阴性预测值,但对于恶性淋巴结的中心坏死和良性淋巴结中的纤维化成分,需要在弹性成像评估中谨慎解释。尽管如此,EBUS 弹性超声仍然是区分良性和恶性纵隔淋巴结以及指导 EBUS-TBNA 手术的有效工具。

(2)弹性成像评分:是指根据图像红绿蓝色所占区域的百分比进行评分。图像上红绿色占 80% 以上为 1 分,多考虑为良性病变;红绿色占 50%～80% 为 2 分,病变倾向于良性;蓝色占 50%～80% 为 3 分,病变倾向于恶性;蓝色占 80% 以上为 4 分,病变多考虑恶性。何海艳等[27] 使用该法评估了 40 名肺癌患者共 68 个淋巴结,得出在弹性评分≥2.5 分的诊断界值时,诊断恶性淋巴结的特异度、敏感度和诊断率分别为 76.9%、85.7% 和 82.3%。同样,Sun 等[28]前瞻性分析了 56 名患者共 68 个淋巴结,当弹性成像评分的截止值为 3 时,也得到了较高的诊断率(83.8%)。2018 年,王虹等[29]评估了 68 例患者共 121 枚淋巴结,以弹性评分 ≥2.5 分作为诊断恶性淋巴结的标准,研究结果与何海燕等的研究结果相似。值得注意的是,弹性图像类型及弹性成像评分受人为主观因素影响较大,不同观察者对同一幅超声弹性图可能给出不同的分类及评分。在今后的研究中,可由两名经正规培训后的内镜医生分别独立评判及记录图像结果,阅图结束后比较结果,结果不一致时由第三人协助判定,以减小人为主观因素对研究结果的干扰。

(3)应变率比值(SR):是病变周围正常组织的应变率与病变组织应变率的比值,SR 越大,表明病变组织越硬。目前,尽管使用应变率比值进行研究的文献所报道的敏感度与准确率类似,但是临界值相差较大,介于 2.5 至 32.1 之间。2015 年,Rozman 等[30]首次描述了应变率对疑似肺癌患者纵隔肿大淋巴结的诊断价值,其研究纳入了 13 例患者共 80 个淋巴结,得出的 SR 临界值为 8,具有最高的灵敏度(88.2％)和特异性(84.8％)。其他学者,如何海艳等[27]、Korrungruang 等[23]和李灵芝等[31]得出的 SR 临界值为分别为 32.1、2.5 和 17.0。SR 临界值产生较大差异的原因可能与操作者主观影响及图像选取的标准不同有关。

选择中值用于分析可减小观察者内和观察者间的可变性。部分淋巴结结核或非特异性淋巴结炎症由于肉芽组织形成、纤维组织增生,硬度增加,可造成假阳性结果。部分鳞癌或小细胞肺癌,新生肿瘤血管丰富或中央区域出现坏死,其硬度降低,可造成假阴性结果。因此,这也从另外一个角度说明,EBUS-E 只能反映病变的软硬程度,而不能直接反映病变的良恶性。尽管如此,以上研究均表明采用 SR 的 EBUS-E 比常规 EBUS 更能准确地区分恶性和良性纵隔淋巴结,在存在多个肿大淋巴结的区域中选择最可疑的淋巴结进行取样,从而可能减少纵隔 EBUS-TBNA 的操作,相应地减少肺癌患者纵隔淋巴结分期的有创操作次数和费用。

(4)蓝色区域的面积比例:通过 Image 软件计算每例病变弹性图像中蓝色区域像素点占整个病变区域像素点的比例。2017 年,毛晓伟等[32]评估了 56 例患者共 68 个淋巴结,AUC 为 0.813,临界值为

0.48。王虹等[29]在研究中得出，当 AUC 0.6 为诊断界值时，Youden 指数最大；AUC 为 0.902，诊断价值较高。王虹等[29]、李灵芝等[31]的研究结果表明，蓝色面积比例是弹性成像中诊断效价最高的指标，且与常规超声模式综合应用能够提高对良恶性淋巴结鉴别的准确率。但是，此方法需要额外的软件，不能在实时 EBUS 程序下执行，使其临床应用受限制。另外，在所有使用 EBUS-E 的研究中均未对并发症进行报告。

综述以上的研究，我们得出结论，支气管超声弹性成像技术对肺门和纵隔淋巴结良恶性的鉴别诊断以及精准引导 EBUS-TBNA 操作具有较高的临床价值，可以最大限度地减少不必要的穿刺，提高 EBUS-TBNA 的诊断率，因此也可称其为"虚拟活检"技术。该技术具有无创、安全性高、易普及等优点，是十分重要并值得开展的新型诊断技术。另外，由于不同研究者得到的诊断界值不同，所以未来需要开展更大规模的多中心前瞻性临床研究以制定更加准确的超声弹性成像诊断标准，选择更加灵敏的评价指标以精准指导 EBUS-TBNA 的操作，进一步推动肺癌的快速诊断和临床分期，使患者获益更多。

6.3.4 EBUS-TBNA 结合现场细胞学评估

迪夫快速染色方法[33]是世界卫生组织（World Health Organization，WHO）推荐的标准 ROSE 染色方法。用迪夫快速染色方法对用于 C-ROSE 的玻片进行染色，再由细胞病理医师根据显微镜下直接涂片的细胞学特征行快速现场评估（30～70s）。ROSE 判读须基于已有病理知识基础与临床信息，在精准靶部位取材后"实时"判读。争取即时诊断，缩窄鉴别诊断范围和结合临床信息研判病情，为临床医师提供参考并辅助选择靶标本的后续处理方式和操作手段。故 ROSE 是综合诊断过程而非仅仅检验（病理）流程，这决定了 ROSE 须在临床（介入）医师的主导下完成。参与判读的人员应为细胞病理医师、细胞病理技师、检验师，也可为经过训练的临床（介入）医师、护师、普通技师、学生等[34]。Bonifazi 等的一项研究表明，临床操作医师在经过 3 个月 ROSE 检查系统培训后，其阅片准确率可达 80%，而专科的细胞病理医师的阅片准确率为 92%[35]，两者差异无统计学意义。ROSE 最主要的临床意义包括以下几个方面：①提高微创取样标本质量，减少无效穿刺，提高手术操作的阳性率，减少并发症；②对疾病快速做出诊断,尽早为治疗做准备;③标本经充分评估后进行合理的分流送检,可以提高标本利用率,并有利于疾病的诊断和治疗。ROSE 技术所需设备简单,仅需一台显微镜和迪夫染色试剂,且该技术仅需要少量细胞即可做出诊断,不损失所取得的组织标本,故 ROSE 技术的引入是低投入、低风险的,从长远来看,可以缩短检查时间、住院时间,减少相关费用。

参考文献

[1]Ettinger DS,Wood DE,Aggarwal C,et al. NCCN Guidelines Insights:Non-Small Cell Lung Cancer,Version 1. 2020[J]. J Natl Compr Canc Netw,2019,17(12):1464-1472. Doi:10. 6004/jnccn. 2019.0059.

[2]张婷,谭旭艳,李明,等. 超声支气管镜引导穿刺纵隔淋巴结的价值[J]. 中国超声医学杂志,2015,031(002):113-116.

[3]罗广裕,单宏波,赖仁纯,等. 支气管内超声引导下经支气管针吸活检术对纵隔及肺门肿大淋巴结的诊断价值[J]. 中国超声医学杂志,2012,28(12):1078-1081. DOI:10. 3969/j. issn. 1002-0101.

2012. 12. 008.

[4]Abu-Hijleh M,El-Sameed Y,Eldridge K,et al. Linear probe endobronchial ultrasound bronchoscopy with guided transbronchial needle aspiration (EBUS-TBNA) in the evaluation of mediastinal and hilar pathology：introducing the procedure to a teaching institution [J]. Lung,2013,191(1)：109-115.

[5]Tian Q,Chen LA,Wang FS,et al. Endobronchial ultrasound-guided transbronchial needle aspiration of undiagnosed mediastinal lymphadenopathy [J]. Chin Med J(Engl),2010,123(16)：2211-2214.

[6]Carlens E. Mediastinoscopy：a method for inspection and tissue biopsy in the superior mediastium [J]. Chest,1959,36：343.

[7] Pearson F. An Evaluation of Mediastinoscopy in the Management of Presumable Operable Bronchial Carcinoma [J]. Journal of Thoracic & Cardiovascular Surgery,1968,55.

[8]Pearson FG. Staging of the mediastinum. Role of mediastinoscopy and computed tomography [J]. Chest,1993,103(4 Suppl)：346S-348S.

[9]王俊.胸骨旁纵隔镜手术的临床应用[J].中

华胸心血管外科杂志,2000,16:318

[10]王俊.纵隔镜术的发展历史[J].中华医史杂志,2001,31:93-95.

[11]Jolly PC,Li W,Anderson RP. Anterior and cervical mediastinoscopy for determining operability and predicting resectability in lung cancer[J]. J Thorac Cardiovasc Surg,1980,79:366-371.

[12]韩宝惠.超声支气管镜临床应用进展[C].中华医学会全国胸部肿瘤及内窥镜学术会议,2011.

[13]张婷,谭旭艳,李明,等.超声支气管镜引导穿刺纵隔淋巴结的价值[J].中国超声医学杂志,2015,31(2):113-116.

[14]隋锡朝,赵辉,周足力,等.支气管内超声引导针吸活检术在非小细胞肺癌术前分期中的临床应用[J].中华胸部外科电子杂志,2014,1(1):13-15.

[15]张印.支气管内超声引导针吸活检术在纵隔病变诊断及鉴别诊断中的应用价值[J].现代医用影像学,2018,27(1):245-246.

[16]石磊,万毅新.支气管超声弹性成像技术应用于 EBUS-TBNA 的研究进展[J].临床肺科杂志,2019,24(9):1732-1735.

[17]Dietrich CF,Bibby E,Jenssen C,et al. EUS

elastography：how to do it？［J］. Endosc Ultrasound，2018，7(1)：20-28.

［18］李明，彭爱梅，张国良，等. 支气管超声下经引导鞘肺活检术诊断肺周围性病变的价值［J］. 中华结核和呼吸杂志，2014，37(1)：36-40.

［19］Dietrich CF，Jenssen C，Herth FJ. Endobronchial ultrasound elastography［J］. Endosc Ultrasound，2016，5(4)：233-238.

［20］Inage T，Nakajima T，Yoshida S，et al. Endobronchial elastography in the evaluation of esophageal invasion［J］. J Thorac Cardiovasc Surg，2015，149(2)：576-577.

［21］Chen YF，Mao XW，Zhang YJ，et al. Endobronchial Ultrasound Elastography Differentiates Intrathoracic Lymph Nodes：a meta-analysis［J］. Ann Thorac Surg，2018，106(4)：1251-1257.

［22］Izumo T，Sasada S，Chavez C，et al. Endobronchial ultrasound elastography in the diagnosis ofmediastinal and hilar lymph nodes［J］. Japanese journal of clinical oncology，2014，44：956-962.

［23］Korrungruang P，Boonsarngsuk V. Diagnostic

value of endobronchial ultrasound elastography for the differentiation of benign and malignant intrathoracic lymph nodes [J]. Respirology,2017,22 (5):972-977.

［24］Gu Y，Shi H，Su C，et al. The role of endobronchial ultrasound elastography in the diagnosis of mediastinal and hilar lymph nodes [J]. Oncotarget,2017,8(51):89194-89202.

［25］Huang H，Huang Z，Wang Q，et al. Effectiveness of the Benign and Malignant Diagnosis of Mediastinal and Hilar Lymph Nodes by Endobronchial Ultrasound Elastography [J]. J Cancer,2017,8(10):1843-1848.

［26］Lin CK，Yu KL，Chang LY，et al. Differentiating malignant and benign lymph nodes using endobronchial ultrasound elastography[J]. J Formos Med Assoc,2019,118(1 Pt 3):436-443.

［27］何海艳，吕学东，马航，等. 气道内超声弹性技术对肺癌患者肺门纵隔淋巴结转移的诊断价值[J]. 中南大学学报(医学版),2016,41(1):30-36.

［28］Sun J，Zheng X，Mao X，et al. Endobronchial ultrasound elastography for evaluation of intrathoracic lymph nodes：a pilot study［J］. Respiration，2017，93（5）：327-338.

［29］王虹，万毅新，张丽，等. 支气管超声弹性成像技术对肺门及纵隔淋巴结良恶性鉴别诊断的临床价值［J］. 中国肿瘤临床，2018，45（14）：721-725.

［30］Rozman A，Malovrh MM，Adamic K，et al. Endobronchial ultrasound elastography strain ratio for mediastinal lymph node diagnosis［J］. Radiol Oncol，2015，49（4）：334-340.

［31］李灵芝，谷伟，唐云，等. 气道内超声弹性成像技术在纵隔淋巴结性质判定中的价值［J］. 中国内镜杂志，2018，24（5）：23-30.

［32］毛晓伟，杨俊勇，郑筱轩，等. 两种支气管内超声弹性成像定量方法评估胸内良恶性淋巴结的比较［J］. 中华结核和呼吸杂志，2017，40（6）：431-434.

［33］Schacht MJ，Toustrup CB，Madsen LB，et al. Endobronchial ultrasound-guided transbronchial needle aspiration：performance of biomedical scientists on rapid on-site evaluation and preliminary diagnosis［J］. Cytopathology，2016，27（5）：344-350.

［34］李雯，冯靖. 诊断性介入肺脏病学快速现场评价临床实施指南［J］. 天津医药，2017，45（4）：

441-448.

[35] Bonifazi M, Sediari M, Ferretti M, et al. The role of the pulmonologist in rapid on-site cytologic evaluation of transbronchial needle aspiration: a prospective study [J]. Chest, 2014, 145 (1): 60－65. Doi: 10. 1378/chest. 13-0756.

第7章 支气管镜介入诊疗技术

7.1 支气管镜介入治疗的开展及管理

支气管镜在胸部肿瘤诊断和治疗的应用中不断扩展，尤其经支气管镜介入治疗的应用越来越广泛，取得了良好的临床效果，目前已成为肿瘤治疗中不可或缺的诊断治疗手段之一，为不能手术的患者提供了更安全和更有效的替代治疗方案。其应用的范围，如经支气管镜进行超声检查，经支气管镜取异物、建立人工气道，经气管镜介入微波热凝、高频电切割及电凝、氩等离子体凝固术（argon plasma coagulation，APC）、激光、冷冻等治疗良恶性气道疾病，经支气管镜进行支气管腔内近距离放疗，经支气管镜介入球囊扩张气道成形术，经支气管镜下的气管、支气管支架置入治疗，经支气管镜光动力治疗腔内肺癌等。这些治疗方案的进展给许多饱受疾病痛苦的患者的治疗带来了希望[1]。当然,风险与获益往往是并存的,这些治疗在开展时也存在较大的风险,有些并发症甚至是致命的。

7.1.1 治疗前的安全管理措施

术前准备按照外科手术标准进行。①检查血常规、凝血时间、感染四项,另鉴于气道内治疗的风险,建议增加对血型的检查。②术前禁食、禁水 6 小时。③高血压患者在术前 2 小时可服用降压药,血压控制在 160/90mmHg 以下。④长期服用抗凝剂患者应停药 7 天,注射低分子肝素患者停药 24 小时。

对合并基础疾病的患者,治疗前应进行相应的评估和处理。①对疑有慢性阻塞性肺疾病患者,应测定肺功能。若肺功能重度下降,应测定动脉血气,以判定患者是否能承受治疗。②对安装有人工心脏瓣膜或有心内膜炎病史的患者,应预防性使用抗生素。③在心肌梗死后 6 周内,应尽量避免支气管镜介入治疗。④对哮喘患者,在行支气管镜介入治疗前,应预防性使用支气管扩张剂。⑤应在术前常规检查血小板计数和凝血功能[2-4]。

7.1.2 特殊患者的处理

①因为高浓度吸氧或静脉应用镇静剂可能升高

动脉血 CO_2 浓度,所以对于在经支气管镜介入治疗前动脉血 CO_2 浓度已升高者,应避免静脉应用镇静剂,且在氧疗时应格外小心。②对于一直口服抗凝剂的患者,治疗前至少停用抗凝剂 3 天,查凝血功能是否正常。若患者必须持续使用抗凝剂,则可用低分子肝素替代[5]。

7.2　高频电刀

7.2.1　概　述

1926 年,美国物理学家 William Bovie 和神经外科专家 Harry Cushing 共同研制出全球第一台高频电刀,并将其应用于临床。高频电刀具有切割组织速度快、止血效果好、操作简便等优势。随着人们对其认识的提高,高频电刀已被广泛地应用于支气管镜引导下的支气管内病变的治疗[6]。

7.2.2　设备及技术原理

人体组织为导电体,当电流通过人体组织时可产生热效应、电离效应和法拉第效应(即肌肉痉挛、心脏纤维颤动等)。高频电通过变频变压设备,使低频电流经变频变压、功率放大,转换为频率 400～

1000 Hz、电压为几千伏甚至上万伏的高压电流。高频电流所产生的瞬时高热效应可以在人体组织中产生切割和凝血作用,从而到达诊断和治疗的目的,但不会造成电击损伤。当用于组织切割时,电极处的切割电流使细胞膨胀、炸裂、汽化;当用于组织凝结或止血时,电极处的凝血电流使细胞干化,小血管收缩闭塞,因而有止血或减少出血的作用,通过改变输出电流波形即可达到以上目的[7]。

7.2.3 适应证和禁忌证

(1)适应证:气管或支气管内有良、恶性病变又不适合手术治疗的患者。

(2)禁忌证:①全身情况差,不能耐受操作者;②合并严重的心肺疾患,操作可能加重病情甚至造成死亡的患者;③出血倾向未能纠正的患者;④气道病变阻塞严重且阻塞远端肺功能丧失者。

当然,以上的适应证和禁忌证均有相对性,要视病情、预后、医者的经验和具体条件而定。

7.2.4 操作方法

(1)术前准备:同常规支气管镜检查及治疗。麻醉方式视具体情况而定。对于难以耐受或配合不佳的患者,需在全麻下进行操作,以保证操作安全。高频电刀设备将接地电极板置于患者一侧下肢远端,并确认电极板与皮肤接触良好。

(2)操作步骤:支气管镜进入支气管到达病变部位,如病变基底部较小或以蒂相连,则用电圈套器套住病变基底部,缓慢收紧电圈套器,采取先凝后切、边凝边切的方式直至切除新生物;若病变基底部较大或为瘢痕性狭窄环,则可使用针形电刀对病变进行直接切割。治疗后,可用活检钳钳夹或冷冻的方法清除烧灼或切割下的病变、焦痂、坏死组织等[8-10]。

7.2.5 注意事项

(1)操作前需检查仪器指示灯工作是否正常,若电极板与皮肤接触不良,那么在踩踏踏板时,机器不能正常工作。再者,不能将电极板放在骨骼突出、关节或瘢痕处。

(2)在使用高频电刀时,患者不能与任何接地的金属部件接触。

(3)输出功率需要根据病变的位置、软硬程度、质韧程度等进行调节,防止功率过大而造成局部支气管灼伤或击穿。

(4)高频电流对心脏起搏器有干扰作用,因此在对装置心脏起搏器的患者使用高频电流时要严格把控适应证及预计风险,并做好相应的抢救准备工作[8,11,12]。

7.3 氩等离子体凝固术

7.3.1 概 述

氩等离子体凝固(argon piasma coagulation,APC)是新一代的高频电刀技术,临床多称为氩气刀。1994 年,APC 技术在德国被引入气管内镜治疗。由于其具有操作简单、疗效稳定和使用安全等特点,所以在临床已得到了广泛应用[13]。

7.3.2 工作原理及设备

氩等离子体凝固术不是通过电离氩气流(氩等离子体)把高频电流的热效应传到相应的组织上。通过单极技术,使其从高频输出电极均匀流向组织,以非直接接触方式集中于与之最接近的一个点上,引起局部高温凝固效应,使组织失活和止血,产生治疗效应,是一种非接触式的高频电凝技术。在高频高压输出电极输出凝血电流时,氩气从电极根部的喷孔喷出,在电极与出血创面之间形成氩气流柱,在高频高压电的作用下,产生大量的氩气离子。这些氩气离子可以将电极输出的凝血电流持续传递到出血创面。由于电极与出血创面之间充满氩气离子，所以凝血因子以电弧的形式被大量传递到出血创面，因而其止血效果较高频电刀好[13-15]。

氩等离子体凝固烧灼时组织穿透较浅，仅为3～5mm，安全性高，并具有产生烟雾较少、止血效果快、焦痂效果好等特点[13,16]。

目前，国内常用的氩气刀设备多为电刀、氩气刀一体化仪器。

7.3.3 适应证和禁忌证

氩气刀的适应证和禁忌证同高频电刀。

7.3.4 操作方法

（1）术前准备：操作前，确保操作仪器正常启动，接好电极板并确认与皮肤接触良好，仪器踏板及电极板均处于工作状态；操作时，应注意给氧浓度。

（2）治疗步骤：在支气管镜进入气管到达病变部位后，经活检孔插入氩等离子体凝固电极，当氩等离子体凝固电极末端距离病变组织在 5mm 以内时，脚踏开关进行烧灼，烧灼时间、氩气流量、功率等应根据病变组织的特点进行设置。对出血、瘢痕等一般设定小功率，而对较大肿瘤的切除一般选择较大功率;对松软组织选用较小功率,对致密组织选用较大功率。并且,要避免一次选择大功率而导致出血或管壁穿孔等风险。对烧灼后的焦痂、坏死组织的清理方式同高频电刀。

7.3.5 注意事项

(1)氩气刀的特点为非接触式电离,需保持氩气刀电极前端与病变部位有一定的距离,避免组织结痂堵塞电极。

(2)氩气刀探头需伸出气管镜前端 10mm 左右,避免烧灼损伤镜体前端。

(3)对靠近管壁的病变部位应注意控制烧灼的深度和时间,避免损伤气管壁。

(4)在烧灼过程中出现电极堵塞报警时,要及时退出电极并进行清理。

7.4 激 光

7.4.1 概 述

20 世纪 50 年代,美国物理学家 Lyons 首先发现了微波波段的光子。1958 年,美国学者将这种自然界中没有的光称为激光(light amplication by

stimulated emission of radiation，Laser）。激光具有
亮度高、方向性好、单色性好、相干性好等光学特性。
目前，在临床不同学科使用的激光医疗设备有几十
个品种，包含了自紫外光到可见光到红外光的各种
波长，以及连续、脉冲、巨脉冲、超脉冲等各种输出方
式。20 世纪 80 年代，CO_2 激光、全蒸汽激光、钛激
光、铒激光、钬激光、准分子激光等新型激光器也纷
纷应用于临床。可治疗的病种达数百种；对有些疾
病，激光治疗已被列为首选方法。

自 1976 年 Laforet 等首先报道经纤维支气管镜
引导在气管内激光切除气道肿瘤以后，相继有多种
激光被应用于治疗呼吸系统疾病。目前，在气管内
疾病治疗中，应用最多的是 YAG（钇铝石榴石）激光
和 Nd：YAG（掺钕钇铝石榴石）激光。这两种激光功
率大，组织穿透性强，能量高度集中，能准确地定位
于病变部位，并能通过屈曲自如的导光纤维
传送[7.16.17]。

7.4.2 技术原理

Nd：YAG 激光治疗的原理主要是利用激光的
热效应。该激光能量密度极高，在激光束直接辐照
下，几毫秒可使生物组织的局部温度高达 200～

1000℃,使受照射组织出现凝固坏死、汽化或炭化而达到清除病变的目的。另外,激光也是一种电磁波,因此突然产生电磁场效应,可使组织离化和核分解。在较低功率时,Nd:YAG激光通常可使毛细血管和小血管收缩,立即出现机械性血管闭塞;在较高功率时(如温度升高到水的沸点),则可见被照射的病变组织似水雾般沸腾冒烟、汽化,病变组织消失。

1961年,Johnson等发明了Nd:YAG激光器。目前,最常用的固体激光器需要以氧化钇和氧化钕两种高纯稀土氧化物为原料,能发射出波长为1.06μm的近似于红外光的激光,其水吸收系数很低,因而能量可穿透透明的液体。其能量可传导至较深的组织中,所造成的组织损伤相对较深而广。Nd:YAG激光器是目前技术最完善的高性能固体激光器,现已成功应用于多种外科手术和气管内介入治疗[7.16-19]。

7.4.3 适应证和禁忌证

(1)适应证:主要用于气道内新生物引起的阻塞性病变以及各种原因引起的气道狭窄。①良性肿瘤:包括气管内平滑肌瘤、血管瘤、错构瘤、乳头状瘤、神经纤维瘤等,这些肿瘤对化学治疗以及放射治疗的反应均不理想。另外,对于不适合手术切除的患者,如年龄过大、合并其他基础疾病或伴有严重呼吸困难时,激光可以用于治疗以保持气道通畅。②恶性肿瘤:包括镜下可见同时引起气道狭窄的所有原发性或转移性恶性肿瘤。③其他良性疾病:如气管或支气管结核性肉芽肿、气管插管或切开、外伤等造成的气管狭窄,尤其是瘢痕性或形成环状、膜状的狭窄,激光治疗很有效;激光治疗也可用于气道近端局灶性出血,如气道黏膜或肿瘤活检后的止血治疗等。

(2)禁忌证:①不论什么性质疾病,只要是气道外病变,均为激光治疗的禁忌证。②病变有侵入大血管周围(如肺动脉)的可能。③病变侵入食管,伴有瘘管形成的可能。④病变侵入纵隔,伴有瘘管形成的可能。

以上适应证和禁忌证均有相对性,需视病情、预后、医者的经验和具体条件而定[7.20-22]。

7.4.4　操作方法

首先将气管镜插入气管病变处,使用 Nd:YAG 激光器,最大功率100W,波长 1.06μm。将石英光导纤维经气管镜活检孔道插入,伸出镜端 0.5～

1.0cm，对准病变 0.5cm 时激光照射。照射时，一般从病变顶部中心开始，向下向外扩展，接近管壁 1～2mm 时，应停止照射，防止击穿管壁。照射后，即可见病变组织变白、汽化，后再黑色炭化，并逐渐缩小，管腔扩大。剩余少量病变由于照射过程中热传导作用，可于几天后自行脱落。若出现肿瘤表面出血、气管内大量分泌物、病灶较大以及因肿瘤坏死使得正常组织范围难以被辨识时，应谨慎操作，认真处理。如果气道瘢痕狭窄过长，激光治疗也不易成功。此外，对于肺结核肉芽肿者，若在急性期时行激光治疗，有可能诱发肉芽肿加重。为保证手术过程安全，除较小病变外，以分次照射为宜。一般治疗 2～3 次，个别可以达 10 次以上。激光照射功率 20～30W，个别可用 40W，照射时间通常为累计 5～10秒，每次治疗间隔 1～2 周。坏死组织一般于术后 3～5 天脱落咯出[7.19-22]。

7.4.5 注意事项

（1）治疗前需仔细检查光导纤维，保证没有损伤、折断和漏光，使用时最好装一同轴的 He-Ne 激光管，使光导纤维末端发生红色指示光。在使用激光照射时，如看不到红色指示光，则提示光导纤维折断或有故障,应立即停止治疗,查明原因,否则有损坏内镜的可能。

(2)光导纤维伸出内镜前端至少1cm,以免损伤内镜,输出光应与气管、支气管轴平行,以免引起管壁穿孔。

(3)功率一般控制在20~40W。

(4)术中应避免同时吸氧或控制吸氧浓度小于30%,以免发生气道内燃烧。

(5)光导纤维末端应保持清洁,如有分泌物黏着可减低激光发出的功率。

(6)治疗同时应进行负压吸引,及时清除汽化产生的烟雾,以免刺激患者咳嗽及污染镜头影响视野。

(7)治疗中所产生的焦痂,应及时清除,以保证继续治疗效果,同时防止气道阻塞。

(8)对于大气道尤其气管和隆突部位有狭窄的患者,治疗时应特别慎重,应快速集中于一点进行汽化,尽快打通和扩大狭窄气道,迅速改善呼吸困难,否则患者可能因窒息而死亡。对于隆突和双侧支气管均有病变者,应先治疗阻塞严重的一侧,留另一侧以保障通气。另外,要尽可能多地去除病灶,充分扩大狭窄部位,以免术后组织水肿引起更严重的呼吸困难[7]。

7.5　微　波

7.5.1 概　述

微波治疗主要利用微波的生物致热效应,使组织变性,从而达到治疗疾病的目的。由于微波致生物组织加热是内源性加热,故具有热效率高、升温速度快(局部可达 65～100℃)、高温热场较均匀、凝固区内坏死(直径 1.5～1.7cm)彻底等突出优点。

经支气管镜微波热凝在国内主要用于治疗气道内良、恶性肿瘤,在国外很少应用。微波仪器价格低廉,易在基层医院推广。微波热凝治疗具有较好的止血功能,并且并发症很少,尤其适合于小的肿瘤病灶;对较大的肿瘤病灶,则需要反复多次治疗,才能将肿瘤全部切除。微波止血的机制是血管及周围组织凝固后,使血管壁膨胀、血管腔变小、血管内皮细胞损伤并导致血栓形成。对于气道狭窄,也可用微波热凝的治疗方法使气道再通,这种方法的并发症少。微波组织凝固的特点是:止血效果好,对深层组织损伤小,损伤部位边界清楚,无焦痂,也无即刻反应;操作简单、方便、安全[23,24]。

7.5.2 适应证和禁忌证

其适应证和禁忌证同高频电刀。

7.5.3 操作方法

(1)术前准备时,应高度重视对凝血状态的评估,禁用抗凝或抗血小板的药物。同时应行胸部 X线、胸部 CT 及支气管镜检查,要判断了解气道狭窄的部位和范围以及气道狭窄远端肺功能情况。

(2)支气管镜经鼻或口插入气道,观察病变情况后将其前端置于距病灶上端 2.0~2.5cm 处,然后经支气管镜活检孔导入微波辐射同轴导线,使其头端接触病灶,自病灶中心由近及远、自内向外多点凝固治疗。微波功率为 3~80W,每次微波治疗时间为6~10s,待病变部位呈灰白色凝固坏死后退出,重复15~20 个循环。坏死组织通过活检孔吸引和活检钳钳取清除。每周 1~2 次。于术前和最后一次治疗术后,对狭窄段中心气道直径和患者气促状况进行评估[23,25,26]。

7.5.4 注意事项

微波热凝固治疗可能造成支气管壁穿孔和出血等并发症,这些并发症的发生一般是由微波治疗时功率过大、时间过长,或单次治疗范围过大、过深所致的。因此，一方面，要严格控制微波的功率和时间；另一方面，由于微波的穿透深度浅，针状辐射器的有效范围有限，需多次治疗，会增加患者的痛苦，故应严格掌控适应证。手术中应严格操作规范，调整适度治疗时间和治疗深度，避免治疗范围过大和过深而导致灼穿管壁及发生大出血[23,25,26]。

7.6　CO_2 冷冻

7.6.1　概　述

冷冻治疗(Cryotherapy)是利用超低温度破坏组织的一种方法。1913 年，伯明翰放射学家 Hall-Edwards 首次详述了 CO_2 的应用和搜集方法。20世纪 60 年代以前，CO_2 冷冻主要广泛应用于治疗皮肤良性病变。1986 年，英国学者 Maiwand 首次报道用冷冻姑息性治疗气管内肿瘤，并取得成功的经验。目前，CO_2 冷冻已在国内广泛应用[27]。

7.6.2　技术原理

根据焦耳-汤姆逊(Joule-Thomson)原理，高压CO_2(或 N_2O)气体通过小孔释放、节流膨胀制冷产生低温，最低温度可达 $-80\,^\circ\!C$，在冷冻探头的前段形成一定大小的冰球。冷冻治疗通过冷冻的细胞毒作用来破坏生物学物质。冷冻可使细胞内的水结晶成冰,细胞停止分裂并融解,血流停止、微血栓形成。在冷冻治疗后的几天内,缺血性损伤导致细胞坏死。这种生物学效应也解释了冷冻技术的延迟效应。

根据临床需求不同,冷冻治疗可分为冻取和冻融两种类型。冻取是指将冰冻探头的金属头部放在组织表面或推进到组织内,使其能在周围产生最大体积的冰球,在冷冻状态下将探头及其黏附的组织取出。冻融是指可以反复插入探头,直至将腔内的异常组织全部取出。如将冰冻探头的金属头部放在组织表面或推进到组织内,使其能在周围产生最大体积的冰球,持续冷冻1～3分钟,复温后再进行另外2个冷冻-复温周期,移动探头,直至将所有看到的病变组织全部冷冻,组织原位灭活,不必将冷冻组织取出[27-30]。

7.6.3 设　备

CO_2 冷冻设备主要包括 3 个部分,即致冷源(CO_2 储存罐)、控制装置和冷冻探头。应用 CO_2 冷冻可使探头顶端温度达 -80℃。根据临床的不同需求,设计了周围不传热的冷冻探头,可成角、弯曲,顶端也可更换,有可以在软镜下使用的可弯曲性冷冻探头,也有在硬质镜下使用的硬质探头。可弯曲性冷冻探头具有更好的冷冻能力。操作端与探头末端坚固的连接可防止探头过伸。不同类型的探头末端增加了治疗用途。探头上覆有亲水膜,且能防止探头扭结[27-30]。

7.6.4 适应证

(1)冻取的适应证:主要有以下几种。①气管或支气管内恶性肿瘤:无论是原发气管肿瘤还是转移性气管肿瘤,均适合冻取。将冷冻探头插入肿瘤组织内,冷冻后可直接切除肿瘤组织,类似于激光、高频电刀和 APC 的效果,但去除病变的速度更快,可与热消融治疗结合应用,以利于止血。对较大组织的冻取,最好在全麻硬质镜下进行,能明显减轻梗阻症状。对恶性肿瘤的姑息性切除可使肺功能得以改善、气道阻塞状态得以缓解。②气管或支气管内良性肿瘤:对于大多数气管内的良性肿瘤,炎症或手术后的瘢痕狭窄、肉芽肿性病变,可经气管镜将病变组织冻取,残余部位再结合冻融治疗。③坏死物及异物:用冻取可以成功取出用钳子不易夹取的形状特殊的异物,如吸入的药丸、花生米、笔帽子、骨头等。

冻取还可被用于去除血凝块或痰栓,及 APC 引起的坏死物。

(2)冻融的适应证:主要有以下几种。①支气管内早期肺癌的根除:国外报道了一组 35 例支气管内早期肺癌患者,采取经支气管镜腔内冻融的方法根除病灶,1 年治愈率为 91%,4 年内局部复发率为 28%,疗效并不低于开胸手术。但冻融治疗效果较慢,通常在第 1 次冷冻治疗后 8~10 天进行气管镜复查,评估组织的破坏情况,并取出坏死组织。如果需要,可进行第 2 次冷冻治疗。若单次治疗即通畅气道,有发生气道管壁或动脉壁穿孔的风险。治疗的间隔时间分别为 2 周、4 周和 8 周,具体根据患者的治疗反应和临床情况决定。冻融后的坏死肿瘤组织可以在下一次治疗时用活检钳轻易地钳出,一般不致出血,必要时也可局部应用 1:1000 肾上腺素。在冻融治疗后的任何时候,也可加用其他疗法。冷冻治疗只破坏恶性肿瘤支气管内的可见部分,因此,其确切疗效的评价比较困难,主要取决于所采用的评价方法和标准,如内镜的观察、肿瘤组织学或临床症状。对于支气管恶性肿瘤,冻融治疗是一种姑息性治疗方法,不管采用哪种疗效评价的方法和标准,冷冻治疗的总有效率为 70%~80%。经冷冻治疗后,患者的支气管阻塞症状可以减轻,生活质量无疑可以得到改善;但恶性肿瘤患者的生存率是否可以明显提高,生存期是否可以明显延长,还未有证明。②气道内良性病变的冻融:对于创伤性气道瘢痕狭窄或肉芽肿,单纯用 APC 处理能很快消除狭窄,畅通气道,但易复发,如结合冷冻治疗,可延长复发时间或得以治愈,疗程一般在 3～6 个月。③止血:对于管壁病变或活检后引起的出血,冷冻有止血效果。然而,对出血量较多者不能立即见效,要等到冷冻治疗后几天才可见到效果[27,28]。

7.6.5 禁忌证

冷冻治疗主要适用于腔内病变,而对腔外病变无效。经支气管镜腔内冻融治疗的禁忌证有气管重度狭窄,因为冻融后会引起黏膜水肿,加重气道狭窄,造成患者重度呼吸困难。对于血管浅露的病变组织,宜先用热消融的方法将血管封闭,再行冻取[27,28]。

7.6.6 操作方法

(1)硬质气管镜的冷冻治疗:硬质气管镜的准备及操作同常规硬质镜。在光镜或电子支气管镜的指引下,将硬质冷冻探头送到预定的冷冻区,进行冻取或冻融治疗。硬质冷冻探头的冷冻范围较大,需准确掌握时间,以确定冷冻组织的范围和大小。特别是在冻取时,冷冻范围不要太大,以免撕裂正常黏膜组织。也可将冷冻探头在软镜指引下通过硬质镜进行冷冻治疗。

(2)软镜下的冷冻治疗:可在局麻或全麻下进行,通过软镜直接操作,术前准备同常规支气管镜。冷冻探头通过纤维支气管镜或电子支气管镜的活检通道进行冷冻治疗(需根据活检通道大小,选择合适型号的冷冻探头)。冷冻探头前端的直径约为 1.7～2.4mm,长度约为 100cm,末端长度约为 7mm。探头从活检孔伸出,在气管镜直视下可看到冷冻探头末端。在到达冷冻区域后,冷冻探头由踩动脚踏板配合开始,组织被冷冻至 $-60 \sim -70$ ℃ ,根据临床需要进行冻取或冻融[31-34]。

7.6.7 注意事项

经支气管镜腔内冷冻治疗的并发症很少,文献报道的病例均无出血、穿孔、水肿等并发症的发生。有报道称,冷冻治疗后部分病例可有轻度发热,极少数患者发生心律失常,但这些在通常的支气管镜检查中也有发生。

与文献报道的最受广泛研究的激光治疗相比，冷冻治疗在咯血好转、肺萎陷复张、患者 PaO₂ 改善以及气道阻塞缓解等方面的效果基本相同；而出血、气胸、气道内起火烧伤等并发症，激光治疗反而常见。冷冻治疗的效果及并发症的发生率，与操作者和麻醉师的技术和经验、患者情况、肿瘤性质等密切相关。总的来说，冷冻治疗是清除支气管内阻塞性病变的有效和安全的方法[27,35]。

7.7　光动力治疗

7.7.1　概　述

光动力治疗(photodynamic therapy, PDT)已有4000 多年的历史。有记载，古埃及人通过口服含光敏剂的植物，然后接受光照治疗白癜风。1895 年，Finesn 和 Raab 等分别撰文论及光动力学。1960年，Lipson 制备出血卟啉衍生物(hematoporphyrin derivative, HPD)；1 年后，他报道 15 例支气管内肿瘤患者在注射 HPD 后产生荧光；5 年后，他又首次报道应用 HPD 检测和处理乳腺癌。20 世纪 70 年代末，PDT 逐渐成为治疗肿瘤的一项新技术，并在美国、英国、法国、德国、日本等不少国家获准使用。

1980 年,Hayata(早田义博)首次报道通过纤维内镜应用 PDT 治疗 13 例支气管内肿瘤患者。1984 年,Roswell Park 癌症研究所从 HPD 中分离出高效组分卟吩姆钠(photofrin),成为 PDT 的基本光敏剂。1998 年,美国 FDA 批准将卟吩姆钠应用于治疗早期支气管癌和阻塞型支气管肺癌[36]。

7.7.2 技术原理

(1)光敏反应:虽然不同光敏剂的光物理和光化学特性差异很大,但是产生光敏效应的途径相似。在机体接受光敏剂后的一定时间段,光敏剂可较多地潴留于肿瘤组织内,此时以特定波长的光照射肿瘤部位,光敏剂在吸收合适波长的激活光线后,从基态转变为激活的单线态,再与氧发生反应,产生高活性单线态分子,后者与分子氧发生反应,产生激发态反应性单态氧,再与邻近的分子(如氨基酸、脂肪酸或核酸)相互反应,产生毒性光化学产物,引起细胞毒性和局部微血管损伤。

(2)PDT 杀伤肿瘤的体内作用机制:如下。①PDT对肿瘤细胞的影响:PDT 对肿瘤细胞有直接杀伤作用,但在 PDT 治疗肿瘤时,有的以直接杀伤肿瘤为主,有的可导致肿瘤细胞凋亡。②PDT 对微血管的影响:PDT 的光敏反应可造成微血管被破坏,激活血小板及炎症细胞,导致炎症因子释放,引起血管收缩、血细胞滞留凝集、血流停滞,造成组织水肿、缺氧、缺血,从而杀伤肿瘤。③PDT 对间质的影响:间质是肿瘤细胞生长的"瘤床",对物质扩散、运输和新生血管形成具有重要作用。间质中光敏剂含量很高,PDT 对间质的破坏,对于防止肿瘤的残留或复发有很重要的作用。④PDT 尚可继发抗肿瘤免疫反应[36-39]。

7.7.3 设　备

(1)光敏剂:是能吸收和重新释放特殊波长的卟啉类分子,具有四吡咯基结构。光敏剂被肿瘤选择性摄取的机制还不甚清楚,可能有以下几个方面。①卟啉类可被动地弥散入细胞内,而弥散效率与细胞外 pH 值有关,pH 值越低,弥散越多。肿瘤组织代谢加速,以致其细胞外 pH 值比正常组织低,卟啉类进入肿瘤细胞也越多。②HDP 和光福啉与人血白蛋白和脂蛋白[尤其低密度脂蛋白(LDL)]相结合,由于肿瘤细胞的 LDL 受体比正常细胞多,所以光敏剂可经 LDL 受体介导,较多地进入肿瘤细胞内。肿瘤组织对光敏剂具有摄取优势,并且光敏剂可较长时间滞留其内。如光敏剂在脑肿瘤与正常组织的浓度之比达 12∶1。

目前,已有四种光敏药物获得美国 FDA 的批准,包括光福啉(Photofrin)、维替泊芬(Visudyne)、5-氨基酮戊酸(5-aminolevulinic acid)和 Foscan。

(2)照射光:常采用可见光。目前,常用 630nm 或 650nm 激光。研究发现,红光在深度超过 1.2mm ±0.5mm 的肿瘤中引起的坏死效应最为明显,绿光对浅表肿瘤更为有效,而紫光则仅对深度小于 0.2mm±0.1mm 的病变最为有效。紫光的光敏杀伤效应是红光的 12 倍。

(3)光动力激光治疗仪:从 20 世纪 80 年代初到 90 年代末,世界各国的主要 PDT 临床研究中心把氩激光泵浦的染料激光系统作为 PDT 的配套光源。但这种激光器需要三相电和水冷却、体积大、质量重、耗电多、使用不便、维护不利,在医院推广中遇到很大的困难,目前这些激光器已被淘汰。最近几年,随着大功率半导体激光器的诞生,PDT 终于有了实用的配套光源。半导体激光器体积小、效率高、性能稳定、操作简单,但价格较贵。

目前,用于临床的光动力激光治疗仪主要是半导体激光器和高功率氦氖激光肿瘤治疗仪[37-41]。

7.7.4 操作方法

（1）给药方法：PDT 分两步完成。首先，给予患者光敏剂（必要时在给药前需做过敏试验），给药后避光。然后，对病灶区进行激光照射。目前，临床上常用的光敏剂是光福啉，患者在注射后通常需等待 40～50 小时才能进行激光照射。此时，病变组织中的光敏剂浓度仍保持在较高水平，而周边正常组织中的光敏剂浓度已降到低水平。选择这个时机进行激光照射，既可有效杀伤病变组织，又可减少对周边正常组织的损伤，争取获得最佳的靶向性杀伤效果。

（2）照射剂量：照射功率密度一般为 $100\sim 250\mathrm{mW/cm^2}$，能量密度为 $100\sim 500\mathrm{J/cm^2}$，视肿瘤的类型、大小和部位等具体情况而定。

照射深度的估计：据报道，支气管癌照射剂量为 $495\mathrm{J/cm^2}$（330mW，30min），照射后切除肿瘤，发现肿瘤组织深度在 3cm 以内的有明显的退行性变化，正常组织无此改变。据此认为，630nm 的红光对肿瘤的杀伤深度为 3cm。照射前需清除肿瘤表面污物，以免影响疗效。

激光能量计算法见表 7-1。

表7 1　激光能量计算法

肿瘤厚度（cm）	照光功率密度（mW/cm²）	能量密度（J/cm²）
小于 0.5	200	400
0.5～1.0	300	480
1.0～1.4	400	720
大于 1.5	组织间插入照射	

光动力疗法是一种局部治疗方法,对肿瘤的杀伤效果在很大程度上取决于病变区的照射剂量是否充分。由于光进入组织后会因组织的吸收和散射而衰减,所以无论采用哪种照射方式,一次照射的杀伤深度和范围都是有限的,必要时应重复进行,间隔时间根据肿瘤大小和范围而定,一般为 2 个月左右[26,41]。

7.7.5 适应证和禁忌证

(1)适应证如下。①根治性治疗,主要用于早期肺癌和癌前病变,如:病变表浅,直径小于 1cm 的病灶;内镜下能看到病灶,且肿瘤所在部位能被光纤对准;无血行或淋巴结转移。②姑息性治疗,主要用于晚期肺癌的治疗。先采用消融治疗去除管腔内肿瘤,疏通管道,改善呼吸功能;然后采用 PDT 消灭残余肿瘤,有些患者可获得病情控制,为外科切除创造条件。③手术、放疗后的局部残留或复发的小病灶。④与激光、电凝、冷冻、放疗、化疗等配合应用。

(2)禁忌证如下。①血卟啉症及其他因光而恶化的疾病。②已知对卟啉类或对任何赋形剂过敏者。③肿瘤已侵犯大血管及邻近主要血管的患者。④计划在 30 天内行手术治疗者。⑤存在眼科疾病,在 30 天内需要灯光检查的患者。⑥现在正在用光敏剂进行治疗的患者。⑦气管镜无法到达肿瘤部位的患者。⑧气管肿瘤致重度狭窄者。

7.7.6 注意事项

(1)病房的门窗必须用黑色遮光布,采用小功率乳白色灯光照明或使用台灯。

(2)患者注射光敏剂后需及时戴墨镜、入住暗房,并注意观察病情变化情况。

(3)注射光敏剂 40~50 小时后做 PDT,必要时于第 2 天重复做一次。

(4)在 PDT 术后 3 天内应注意观察患者的局部黏膜水肿情况,特别是支气管癌、喉癌 PDT 术后患者,以防喉头或支气管黏膜严重水肿导致阻塞。必要时可预防性使用激素 2 天。

（5）在支气管肺癌患者 PDT 术后第 2 天至 4 周，注意观察肿瘤坏死情况，以防大块肿瘤坏死组织脱落造成气道阻塞或创面出血。必要时，用气管镜清除坏死物，以保持呼吸道通畅。对食管癌患者，也要注意穿孔及出血等少见的并发症。1 个月内，随时注意患者皮肤暴露部分，一旦出现光过敏性皮炎，就要及时抗过敏对症处理。1 个月后，让小部分皮肤暴露在阳光下，证实无过敏症状才可外出。

（6）光动力仪所产生的 4 级激光对眼睛有危害。操作人员应避免眼睛或皮肤暴露于光束。对激光使用的所有区域必须给予保护措施。特别是在激光系统工作时，所有的人一定要戴护眼镜。不要注视正在定位的光束或直接通过光学设备观察激光射线。室内避免放置金属和玻璃等反射材料。必须注意在手术室门外贴上明显标志，防止未戴护眼镜的人员进入治疗室。保护眼睛应该使用适用于半导体激光波长范围 630nm、光密度大于 4 的专用护眼镜，其他墨镜对眼睛保护是不适宜的。

（7）应确保防护套消毒，避免光纤污染。消毒防护套由 PTFE 材料制成，可反复使用，并可用普通消毒液消毒，所推荐的消毒方法为 121℃ 的高温高压蒸汽消毒。光纤不可用高温高压消毒,但可用普通消毒液消毒。

(8)不要使用可燃或易爆、可能被激光点燃的麻醉气体。避免在设备操作场所使用其他的可燃或挥发气体物质[42-45]。

7.8 气道内支架

7.8.1 概　述

气道内支架主要应用于治疗气道狭窄和气道瘘。近十余年来,由于材料科学的发展、工艺技术的不断提高以及支气管镜在临床应用的普及,气道内支架技术得到了迅速发展,临床应用越来越广泛[46]。

7.8.2 技术原理

气道内支架将具有一定张力和弹性的支撑物(气道支架)置入气道内,将狭窄或塌陷的气道撑开,维持气道的畅通;或将破裂的瘘口封闭,防止液体或分泌物漏出[46]。

7.8.3 种类和性能

根据制作材料,气道内支架可分为金属支架和非金属支架两种。金属支架又可分为镍钛记忆合金支架（又分为螺旋丝支架、针织样支架、网状支架等）和不锈钢支架（又可分为网状不锈钢支架、Z形不锈钢支架和动力型支架）。根据有无被膜，金属支架又可分为被膜支架和非被膜支架（裸支架）。非金属支架又可分为硅酮支架、塑料支架等。

根据病变部位的特点，支架又可做成直管形、分叉形等多种形态。

目前，全球使用较多的气道内支架主要有Giantuco支架及其改进型、Wallstent支架、Ultraflex支架、硅酮支架等[45-47]。

（1）金属支架：简述几种如下。①Giantuco支架：Giantuco支架及其改进型是由直径为0.41～0.46mm的医用不锈钢丝316L或3J21等材料"Z"形弯曲形成单节骨架，两节或两节以上骨架连接成的支架，有人简称为"Z"形支架。但现在临床上很少用这种裸支架。Giantuco改进型被膜支架（"Z"形被膜支架）的骨架丝径为0.4～0.5mm，支架直径为10～24mm，长度为12～100mm。根据需要，可制成直管形支架、分叉形支架（"L"形和"Y"形支架），后者可用于隆突附近的气管瘘的封闭或狭窄气管内支撑。直管形支架又可分为普通直管形、哑铃形、手电筒形及隆突形(鱼口状)支架等。该支架的优点有支撑力强,释放时无长度变化,阻挡肿瘤及肉芽组织向支架腔内生长,可回收,带支架放疗时散射线少,可以用于气管支气管瘘的治疗。缺点是被膜支架对分泌物的排出有一定的影响。②Wallstent支架:是由1根或多根直径为 0.2~0.3mm 的镍钛记忆合金丝网状编织而成的圆管。气管支架直径范围为 16~25mm,主、叶支气管支架的直径范围为 6~14mm,长度为 20~80mm。该支架的优点是采用记忆合金材料制成,具有形状记忆功能,放置时支架可压缩变细,支架纵向延长后易于进入人体,故操作者使用较为方便,在体温下(一般设定的相变温度为 30~34℃)恢复记忆的形状而达到支撑气道的目的。主要缺点有:支架放置时长度有变化,不利于准确定位;裸支架不能阻止肿瘤及肉芽组织向支架腔内生长,对气管瘘无效;支撑力较弱,带支架放疗时散射线多,置入气道两周后不易再回收等。Wallstent支架可制成被膜支架用于治疗气道瘘或防止支架内再狭窄,但所被覆的膜一般不坚固、易破裂,效果一般不持久。目前,也可根据需要制成特殊用途的支架,如隆突"Y"形分叉支架带、子弹头"L"形分叉支架等。③Ultraflex 支架:由美国 Boston 公司生产,是由直径为 0.16～0.2mm 的镍钛记忆合金丝针织样编织而成的圆管。根据需要可制成裸支架和被膜支架。该支架的优点是具有形状记忆功能,质地较柔软,横向顺应性好,后期扩张力强。主要缺点有:组织可向裸支架内生长;支架结构密集,带支架放疗时散射线多;支架一旦释放,不能回收和调整位置;刚释放时支撑力较弱,在置入较硬的气道肿瘤性狭窄部位时,支架膨胀差,容易受挤压变形,被膜支架更易发生这种情况。在自膨胀不理想时,可用球囊短暂扩张支架帮助其扩展。④动力型支架:由德国专家 Freitag 最先设计,用硅胶和金属丝制成,其横断面呈马蹄形,结构类似人的气管,前部的硅胶内有金属丝,后部则由较薄的硅胶单独结构构成。在患者呼吸或咳嗽时,支架膜部随气管的运动而运动,患者较为舒畅。但支架需在硬质气管镜下利用特殊的推送器置入。⑤带放射性[125]I粒子支架:近年来放射性粒子支架已在临床推广应用。将[125]I放射粒子黏附或装在支架上(一般为 Giantuco 支架、Wallstent 支架和 Ultraflex 支架),既可对狭窄的部位起支撑作用,又可对附近的肿瘤进行近距离放疗。将带[125]I放射粒子的可回收支架置入气道的肿瘤部位,待[125]I衰减后取出支架再置入新的支架,这样能对肿瘤部位进行持续的近距离放疗。⑥肺减容支架:通过支气管镜引导放置减小肺容积的支架(单向通道支架)治疗局部肺气肿、肺大疱,该支架可通过支气管镜的活检钳道置入或取出,该手术称为单向通道支架支气管镜肺减容术(bronchoscopic lung volume reduction, BLVR)。⑦支气管内塞:即封堵支架,其结构与支气管支架或肺减容支架类似,但支架腔内或一端有膜完全封闭支架腔。其主要应用于:治疗肺切除后的支气管胸膜瘘,封闭支气管残端瘘口;封堵漏气部位对应的支气管,治疗难治性气胸;治疗严重的肺气肿、肺大疱,减小无功能肺的容积。为确保置入后不移位,支架的侧壁需有防移位的倒刺或其他防移位装置。日本成功研制了渡边塞子(Watanabe spigots)。Toma 等于 2002 年报道了经支气管镜放置支气管内塞治疗持续性气胸。还有镍钛合金封堵支架、房间隔缺损封堵器已在临床试验中[45,46,48-51]。

(2)非金属支架:简述几种如下。①Dumon 支架:为硅酮支架。根据形状不同,又分为直筒形和 Y 形。为便于固定,又将支架表面制成螺旋形或钉子形。钉子形支架外壁上有均匀分布的栓钉,栓钉可以稳定支架在呼吸道中的位置,也有利于清除支架周围的分泌物。Dumon 支架在放置时需使用硬质气管镜。其最大的优点是可被移走和重新放置,但其抵御高强度压迫的能力较差。②Polyflex 支架:是一种薄壁的自膨胀多聚酯支架,由多聚酯丝紧密缠绕制成,表面被膜硅胶物质,口径相对较大,克服了硅胶支架的缺点,主要用于良性气道狭窄。因为多聚酯支架易移位,所以在支架表面设置了很多倒刺,以防止支架滑脱[45,48-51]。

7.8.4 适应证和禁忌证

(1)适应证:①恶性中心气道狭窄的管腔重建。②良性气道狭窄的治疗。③气道-食管(胸腔胃、吻合口、纵隔)瘘等气道壁瘘的封闭。④局部支气管管腔的封堵,用于治疗支气管胸膜瘘、难治性气胸、局限性顽固性出血等。⑤肺减容术的应用[52,53]。

(2)禁忌证:①同支气管镜检查的禁忌证。②有严重的气道阻塞或较大的大出血风险的患者,不宜单用可弯曲支气管镜,应联合硬质支气管镜,在引导下置入支架。③在用于治疗良性疾病时,禁止使用不可回收的金属裸支架[52-54]。

参考文献

［1］Kular H，Mudambi L，Lazarus DR，et al. Safety and feasibility of prolonged bronchoscopy involving diagnosis of lung cancer，systematic nodal staging，and fiducial marker placement in a high-risk population［J］. Journal of Thoracic Disease，2016，8 (6)：1132-1138.

［2］Dalar L，Özdemir C，Abul Y，et al. Therapeutic bronchoscopic interventions for malignant airway obstruction［J］. Medicine，2016，95 (23)：e3886.

［3］Panchabhai TS，Roy SB，Madan N，et al. Electromagnetic navigational bronchoscopy for diagnosing peripheral lung lesions in lung transplant recipients：a single-center experience［J］. Journal of Thoracic Disease，2018，10(8)：5108-5114.

［4］Herth FJ，Eberhardt R，Schuhmann M. Bronchoscopy in lung cancer：navigational modalities and their clinical use［J］. Expert Review of Respiratory Medicine，2016，10(8)：901-906.

[5]施毅,易学明.加强对经纤维支气管镜介入治疗的管理[J].中国医院,2004,8(9):22-24.

[6]Janssen J,Noppen M.Interventional Pulmonology[J].Seminars in Respiratory & Critical Care Medicine,2011,95(6):1095-1114.

[7]王洪武.肿瘤微创治疗技术[M].北京:北京科学技术出版社,2007.

[8]丁卫民,傅瑜,刘喆,等.经支气管镜高频电技术治疗肿瘤性中央气狭窄的临床价值[J].肿瘤防治研究,2010,37(10):1174-1178.

[9]金发光,刘同刚,傅恩清,等.经纤支镜介入微创治疗在中心气道器质性狭窄中的作用[J].中华肿瘤防治杂志,2006,13(18):1421-1423.

[10]金发光,李王平.中心气道狭窄的诊断及介入治疗[J].医学与哲学:临床决策论坛版,2008,(11):7-9.

[11]Wahidi MM,Herth FJF,Ernst A.State of the art:interventional pulmonology[J].Chest,2007,131(1):261-274.

[12]李亚强,李强,白冲,等.良性中央气道狭窄386例病因分析及腔内介入治疗的疗效评价[J].中华结核和呼吸杂志,2008,31(5):364-368.

[13]王洪武,周云芝,李晶,等.氩等离子体凝固术结合被膜金属支架置入治疗气道狭窄[J].中华结核和呼吸杂志,2008,31(4):313-315.

[14]金发光,李王平,傅恩清,等.介入性肺脏病学技术在中心气道狭窄治疗中的作用及安全性分析:附389例报告[J].解放军医学杂志,2008,33(11):1352-1355.

[15]党斌温,张杰.局部麻醉及支气管软镜下氩气刀治疗中心气道阻塞性病变的安全性[J].中华结核和呼吸杂志,2006,29(11):767-768.

[16]Wang H,Zhang J,Zhang N,et al. Bronchoscopic intervention as a main treatment for tracheobronchial adenoid cystic carcinoma [J]. Minimally Invasive Therapy & Allied Technologies Mitat Official Journal of the Society for Minimally Invasive Therapy,2015,24(3):167-174.

[17]Rolle A,Pereszlenyi A,Koch R,et al. Is surgery for multiple lung metastases reasonable? A total of 328 consecutive patients with multiple-laser metastasectomies with a new 1318-nm Nd:YAG laser[J]. Journal of Thoracic & Cardiovascular Surgery,2006,131(6):1236-1242.

[18] Dalar L，Karasulu AL，SedatAltn，et al. Diode laser therapy for endobronchial malignant melanoma metastasis leading bilateral main bronchus obstruction[J]. Tuberkulozvetoraks，2010，58（4）：444-449.

[19] OhtaniK，Usuda J，Shimada Y，et al. Laser therapy for endobronchial malignancies[J]. Kyobu Geka the Japanese Journal of Thoracic Surgery，2009，62（8 Suppl）：739-743.

[20] 卫小红，刘喜群，王黎，等. 经支气管镜 Nd：YAG 激光介入治疗肺癌气道肿瘤阻塞的临床研究[J]. 第四军医大学学报，2004，25（15）：1413-1415.

[21] 陈正贤. 激光和电热消融术在治疗气道狭窄中的应用[J]. 中华结核和呼吸杂志，2003，26（7）：391-393.

[22] 郭纪全，陈正贤，高兴林，等. 经纤维支气管镜激光治疗气道内恶性肿瘤[J]. 中国内镜杂志，2001，7（1）：62-63.

[23] Low SY. Interventional bronchoscopy for tuberculous tracheobronchial stenosis[J]. European Respiratory Journal，2004，24（3）：345-347.

[24] 肖芃，赵自洁，张言斌，等. 支气管结核的微

波介入治疗[J].中华结核和呼吸杂志,2003,26(2):116-117.

[25]朱春梅.经电子气管镜微创介入治疗结核性气道阻塞临床疗效观察[J].临床肺科杂志,2009,14(5):634-635.

[26]陈伟生,信丽红,李伟良.支气管结核微波介入治疗的临床研究[J].中国防痨杂志,2005,27(2):97-100.

[27]向志,张贻秋,强玉霞,等.纤维支气管镜微波介入治疗中心气道狭窄 17 例临床分析[J].中国内镜杂志,2005,11(6):626-628.

[28]王洪武.硬质气管镜下冷冻结合氩气刀治疗大气道内肿瘤[J].中国肺癌杂志,2008(4):132-134.

[29] Hetzel M, Hetzel J, Schumann C, et al. Cryorecanalization: a new approach for the immediate management of acute airway obstruction [J]. J Thorac Cardiovasc Surg,2004,127(5):1427-1431.

[30] Saji H, Furukawa K, Tsutsui H, et al. Outcomes of airway stenting for advanced lung cancer with central airway obstruction[J]. Interactive CardioVascular and Thoracic Surgery,2010 (4):

425-428.

[31]Zhikai Z,Lizhi N,Liang Z,et al. Treatment of central type lung cancer by combined cryotherapy：experiences of 47 patients[J]. Cryobiology,2013,67(2)：225-229.

[32]Narain M,Beeson JE,Evans JM,et al. Cryosurgery for the treatment of benign tracheo-bronchial lesions[J]. Interactive Cardiovascular & Thoracic Surgery,2004,(4)：547-550.

[33]王洪武,周云芝,李冬妹,等.电视硬质气管镜下治疗中央型气道内恶性肿瘤[J].中华结核和呼吸杂志,2011,34(3):230-232.

[34]陈芳.电视硬质气管镜下治疗中央型气道内恶性肿瘤临床分析[J].临床荟萃,2012,27(8)：703-704.

[35]Wang H,Tao M,Zhang N,et al. Bronchoscopic interventions combined with percutaneous modalities for the treatment of thyroid cancers with airway invasion［J］. European Archives of Oto-Rhino-Laryngology,2015,272(2)：445-451.

[36]程庆好,李蕾,贾东林.气管镜治疗气道内肿物并发症的麻醉管理[J].中国微创外科杂志,

2009,9(10):954-955.

[37]王洪武.光动力治疗恶性肿瘤的临床研究[C]// 第一届国际肿瘤靶向治疗大会.2006.中华结核和呼吸杂志,2009,32(7):546-547.

[38]Lee J,Moon C. Current status of experimental therapeutics for head and neck cancer[J]. Experimental Biology and Medicine,2011,236(4):375-389.

[39]Baas P,Saarnak AE,Oppelaar H,et al. Photodynamic therapy with meta-tetrahydroxyphenylchlorin for basal cell carcinoma:a phase Ⅰ/Ⅱ study[J]. Br J Dermatol,2015,145(1):75-78.

[40]Lee JE,Park H S,Jung S S,et al. A case of small cell lung cancer treated with chemoradiotherapy followed by photodynamic therapy[J]. Thorax,2009,64(7):637-639.

[41]孙振权,罗国仪.激光光动力学疗法治疗复发性鼻咽癌的研究——附 191 例分析[J]. 中国激光医学杂志,1996(3):134-136.

[42]Starkey JR,Rebane AK,Drobizhev MA,et al. New two-photon activated photodynamic therapy sensitizers induce xenograft tumor regressions after

near-IR laser treatment through the body of the host mouse[J]. Clinical Cancer Research, 2008, 14 (20): 6564-6573.

[43] Gluckman JL. Photodynamic therapy for head and neck neoplasms[J]. Otolaryngologic Clinics of North America, 1992, 24(6): 1559-1567.

[44] Biel MA. Photodynamic therapy treatment of early oral and laryngeal cancers [J]. Photochemistry and Photobiology, 2007, 83(5): 1063-1068.

[45] Harubumi, Kato, Chimori, et al. Photodynamic Therapy for Lung Cancer [J]. Nihon KikanShokudoka-GakkaiKaiho, 1987.

[46] 王洪武. 应充分认识气管支架严格掌握其适应证[J]. 中华医学杂志, 2011, 91(36): 2521-2524.

[47] 王洪武, 罗凌飞, 李晶, 等. 国产 Sigma 气道被膜金属支架治疗气管食管瘘[J]. 中华医学杂志, 2009, 89(46): 3257-3260.

[48] 王洪武, 周云芝, 李冬妹, 等. 气管镜下置入被膜金属支架后气道并发症观察[J]. 中华结核和呼吸杂志, 2011, 34(12): 955-957.

[49] Herth FJF, Eberhardt R. Airway stent: what is new and what should be discarded [J].

Current Opinion in Pulmonary Medicine,2016,22:
252-256.

[50]Dalar L,özdemir,Cengiz,Abul Y,et al. Therapeutic bronchoscopic interventions for malignant airway obstruction [J]. Medicine, 2016, 95 (23):e3886.

[51] Li TF,Duan XH,Han XW,et al. Application of combined-type Y-shaped covered metallic stents for the treatment of gastrotracheal fistulas and gastrobronchialfistulas[J]. The Journal of Thoracic and Cardiovascular Surgery, 2016:S0022522316301131.

[52]Özdemir C,Sökücü SN,Karasulu L,et al. Placement of self-expandable bifurcated metallic stents without use of fluoroscopic and guidewire guidance to palliate central airway lesions [J]. Multidisciplinary Respiratory Medicine,2016,11(1): 15-19.

[53]Semaan R,Yarmus L. Rigid bronchoscopy and silicone stents in the management of central airway obstruction[J]. Journal of Thoracic Disease, 2016,7(Suppl 4):S352-S362.

［54］王洪武,周云芝,李冬妹,等.郑州大学 2010:109-113.内镜下回收气道金属内支架［C］//国际胃食管反流学术论坛.2010.

第8章 胸腔镜下肺癌精准手术

8.1 电视辅助胸腔镜发展

1910 年,瑞典医师 Jacobaeus 报道采用硬质胸腔镜行胸腔粘连松解术获得成功,之后这种硬质胸腔镜被广泛应用于治疗结核病,但随着有效抗结核药物的陆续开发,胸腔镜技术逐渐被淘汰,仅用于胸膜疾病的诊断。20 世纪 90 年代初,随着成像技术的完善、手术器械的改进和麻醉技术的提高,出现了电视辅助胸腔镜技术(video-assisted thoracoscopic surgery,VATS),并得到了迅猛发展。尽管电视辅助胸腔镜手术出现的时间不长,但是由于其具有创伤小、恢复快的优点,所以在短短的十几年时间内被广泛地应用于呼吸系统疾病的诊断和治疗。

胸腔镜最早应用的领域是胸膜疾病的诊断。胸腔镜检查的指征包括胸膜弥漫性病变、不明原因的胸膜渗出性病变等。与传统开胸手术相比,电视辅助胸腔镜最大的优点在于术野更广,可检查胸膜顶、纵隔胸膜和膈胸膜等各部位。对于渗出性胸膜疾病(目前主要是胸膜间皮瘤、恶性肿瘤胸膜种植产生的顽固型胸腔积液),可在电视辅助胸腔镜下行化学或机械的胸膜固定术,从而消灭胸腔积液,缓解症状。

内镜缝合器的进展在胸外科的微创手术发展中经常被忽视。内镜缝合器是由苏联人开创的,后来由美国的外科医生在 20 世纪 50 年代末和 60 年代初进行了改进[1]。这种巧妙的器械能够使外科医生通过小切口安全地分离肺组织、支气管和血管等[2]。随着高清胸腔镜的开发以及内窥镜吻合器的发展,胸腔镜技术从初级诊疗阶段迈入快速发展阶段。目前,胸腔镜技术适用范围已经扩展至包括肺段切除、双袖式肺叶切除和气道重建等具有难度的胸外科手术。

8.2　电视辅助胸腔镜现状

8.2.1　切口微创

在经过胸膜活检及对气胸、肺大疱等进行相对简单手术的阶段后,胸腔镜手术操作水平大幅提升,对微创技术的要求更是精益求精,肺癌根治术的方法也从开始的胸腔镜辅助小切口逐步发展到全胸腔镜的多孔法。为了获得更好的术野暴露以及流畅操作,最开始推广与普及的胸腔镜下肺癌根治术采取三孔法和四孔法。通常选取肩胛下角线、腋前线行2～3个切口作为主、副操作孔,于腋中线或腋后线第7、8肋间另选1个切口作为胸腔镜的观察孔。由手术助手在观察孔置入胸腔镜提供手术视野,术者于操作孔置入胸腔镜手术器械进行手术操作。

近年来,随着胸腔镜技术的日益提高,切口的数目有逐渐减少的趋势。在只有单操作孔的情况下,传统三孔法和四孔法逐步演变成双孔法。双孔法给医生的手术操作留出了足够的空间,在手术中通过改变手术床的方式,可以使患者的肺组织自然下垂,使手术操作更加便捷,同时尽量减少了患者的术中出血量。相比于传统三孔法,双孔法胸腔镜手术有着操作相对简单、便捷和安全性高的优点。

大量报道已证实,单孔胸腔镜手术行肺叶切除及系统性淋巴结清扫安全、可行,在疼痛、创伤及恢复方面也有较好的结果。很多胸外科中心已将单孔电视辅助胸腔镜手术的适用范围扩展至单孔电视辅助胸腔镜肺叶切除、肺段切除、全肺切除及双袖式肺叶切除，并开展了单孔电视辅助胸腔镜培训计划。充分理解单孔电视辅助胸腔镜的原理及操作细节，有序地逐步开展单孔电视辅助胸腔镜是未来发展的重要方向。单孔胸腔镜手术在术后引流量、疼痛控制及术后住院时间方面均优于传统电视辅助胸腔镜，纵隔淋巴结清扫组数及数目符合肺癌根治的标准，是胸外科领域近 10 年来最重要的进展之一，也是未来腔镜手术发展的一个趋势。在多孔法胸腔镜手术中，由于需要不断地调整手术视野，所以观察孔中的胸腔镜需要经常转换位置，而这样容易压迫到肋间神经而造成损伤。单孔法由于切口位置偏靠向前方，而人体前端肋间隙相对较宽，所以对肋间神经的损伤比较小，从而使术后的疼痛控制优于传统的多孔法胸腔镜手术[3]。

8.2.2 术式微创

在近 30 年内，无论肿瘤的大小与位置如何，肺癌治疗的金标准仍为肺切除术。然而，随着技术的进步与治疗理念的发展，外科医生们了解到肺切除还与呼吸衰竭和死亡等高危并发症和风险有关。因此，有学者在早期研究了肺叶切除加系统性淋巴结清扫的治疗效果,目的在于平衡手术的根治性与肺功能性的保留[4]。

此外,外科医生仍在探索创伤更小的手术方法。于是,亚肺叶切除术应运而生。亚肺叶切除术包含肺楔形切除与解剖性肺段切除术。Jensik 等于 1973年首次描述了解剖性肺段切除术[5]。此后便有研究表明,亚肺叶切除术(楔形切除或肺段切除)适合早期肺癌,特别是高龄肺功能差的患者。目前正在进行的两项前瞻性随机对照研究(CALGB 140503,JCOG 0802)能够为亚肺叶切除与肺叶切除之间的比较提供一些高级别证据。

除肺叶切除方式的改变外,纵隔淋巴结清扫的方式也已成为肺癌外科治疗的争议之一。目前,被广泛接受的是系统性淋巴结采样和系统性淋巴结清扫。系统性淋巴结采样是根据淋巴结转移规律,对特定组织的淋巴结行常规切除,但不包括该组所有淋巴结及淋巴结周围软组织;系统性淋巴结清扫是将纵隔淋巴结连同周围脂肪组织一并切除。但是,关于系统性淋巴结清扫是否优于系统性淋巴结采样,学术界一直有争议。支持系统性淋巴结采样的学者认为,系统性淋巴结清扫可能增加发生支气管胸膜瘘、出血、喉返神经损伤及胸腔引流量增加的风险等；而支持系统性淋巴结清扫的学者则认为即便是早期肺癌，仍然有约 20% 的患者出现淋巴结转移，并且存在跳跃淋巴结转移的可能。最重要的一点是，对于中晚期肺癌，目前尚无证据强度高的临床研究来证明系统性淋巴结采样与系统性淋巴结清扫可以达到相同的效果。

8.2.3 异化切口

大部分的单孔胸腔镜手术通过肋间入路，但这种方法可能导致术后肋间神经痛。因此，有学者通过剑突下或肋弓下切口（见图 8-1），旨在将由传统肋间入路手术带来的肋间神经痛降到最低。剑突下或肋弓下切口手术入路是单孔胸腔镜手术的一种变体，由于其没有开放肋间隙，所以在患者的疼痛控制和美容方面具有显著优势[6]。但是，该技术仍存在一些局限性，例如作为新兴的手术方式，在大出血控制和复杂的完整淋巴结清扫方面仍存在一定不足。另外，从剑突下或肋弓下切口到肺门的距离较长，使得这种方法更难于进行大的肺部切除[7]。

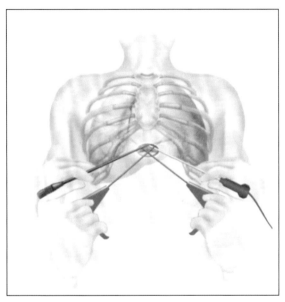

图 8-1　剑突下异化切口示意

[引自 Cai HM，Xie D，Sawalhi SA，et al. Subxiphoid versus intercostal uniportal video-assisted thoracoscopic surgery for bilateral lung resections：a single-institution experience［J］. Eur J CardiothoracSurg，2020，57（2）：343-349.]

8.3　电视辅助胸腔镜杂交技术应用

8.3.1 电磁导航支气管镜

在肺癌的早诊早治方面,虽然可以通过 CT 影像上结节的大小、位置、形态及病史等多因素判断结节恶性的可能性,但最终还是需要病理结果以进一步明确诊断。早期,对肺癌患者的病理活检需要通过手术进行,但其创伤大并且不适用于不能手术的患者。常规支气管镜安全性较好,是诊断肺部病变的重要工具,但其对肺外周结节的诊断率较低,特别是对于直径<2cm 的小结节,阳性率更低。

电磁导航支气管镜(electromagnetic navigation bronchoscopy,ENB)除用于肺外周结节的诊断外,还可用于肺小结节手术切除前的定位,减小楔形切除的比例,且可以在手术室内完成定位和手术的整个过程,不增加手术时间。ENB 还可以用于纵隔淋巴结穿刺的实时引导。ENB 可以实时引导支气管镜对肺外周结节进行定位、活检,具有良好的安全性。可见,ENB 有望成为肺外周结节诊断的最佳选择之一[8]。

8.3.2 定位杂交

自从低剂量螺旋 CT 被广泛使用以来，大量肺小结节被检出。然而，对于胸外科医生来说，对这些小的、难以触及的结节进行微创手术还是具有挑战性的。因此，准确有效的术前定位对于早期肺结节手术是至关重要的。

用亚甲基蓝染料进行 CT 引导下肿瘤定位具有一定的可行性，并且定位时间短。其主要缺点是，随着时间的延长，蓝色染料扩散到周围的肺实质中，导致定位的蓝色靶区模糊甚至消失。因此，应该在染料定位后的 3 小时内进行手术[9]。

Hook wire 是相对传统的结节定位方法。外科医生可在胸腔镜下直视线圈，而无须术中透视和放射线照射[10]。该方法的主要缺点是钩线移位，而这可能发生在患者被运送到手术室期间或手术期间[9]。

目前，脂质碘是在荧光镜下定位的最佳造影剂之一，因为它在肺实质中可以保留最多 3 个月，并且很少扩散，在荧光检查中很容易发现结节，报道的成功率为 100%[11]。可以用 CT 引导的注射器注射造影剂，随后通过 CT 确认造影剂标记的肺结节位置。

但是脂质碘本身水溶性差,有潜在的栓塞风险。因此,在注射脂质碘之前应先回吸注射器确认血液没有倒流,并且将脂质碘的注射量控制在最高不超过0.5mL。

8.3.3　近红外胸腔镜

随着肺癌筛查方法的广泛普及和人们健康意识的提升,肺小结节的检出率逐年升高。然而,对外科医生来说,位置较深以及较小肺小结节的定位具有一定的挑战性。若结节定位不充分,可能导致寻找结节的手术时间延长;肿瘤切缘不足,会增加局部复发率,并有可能从手术切缘位置局部扩散。在此类难以触摸到的肺小结节的诊断及治疗中,术前或术中的肺组织标记技术发挥了重要作用。

吲哚菁绿(Indocyanine green,ICG)是一种水溶性阴离子两亲近红外(near infrared,NIR)荧光团,激发波长为 790nm,发射波长为 830nm,也被美国FDA 批准为静脉注射药物,可用于确定心排血量、肝功能和肝血流量,以及用于眼科和心血管造影等。ICG 还被用于皮肤黑色素瘤、乳腺癌、妇科肿瘤、头颈部肿瘤和肺癌的前哨淋巴结检测[12]。在 CT 引导下,经皮将一定量的 ICG 注入肺组织内;然后通过

NIR 胸腔镜捕获肺组织中的 ICG 荧光。Ujiie 等开展的 Ⅰ 期可行性研究证实,使用 ICG 荧光方法进行肿瘤局部定位和切除具有良好的可行性和安全性,且定位精度与术前放置 Hook wire 微线圈相当[13]。使用 NIR 胸腔镜和 ICG 对肺小结节进行引导定位和微创切除,可作为 CT 引导下微线圈定位技术的一种补充。新的 NIR 胸腔镜具有在电视辅助胸腔镜使用期间同时显示和叠加荧光图像及白光图像的能力。与其他技术相比,使用 ICG 荧光的 NIR 胸腔镜成像具有几个独特的优势:①ICG 的激发光和 NIR 发射光都具有较好的深层组织穿透特性,这有助于使肺实质内少量稀释的 ICG 可视化;②它不需要射线辅助即可显示位置,并且无论肺表面的颜色如何,都可以检测到,与脏层胸膜的颜色或质地任何变化无关;③NIR 造影剂的激发能量低,甚至比手术室的灯光还要低,因此对人体是安全的而不需要屏蔽;④ICG 是安全的,定位后不需要从肺组织中取出。与在手术期间必须与肺结节一起去除的其他标记物(包括液体标记物,例如放射性示踪剂、碘和钡)相比,该特性为 ICG 联合 NIR 提供了另一个优势。

8.3.4 3D 杂交技术

对于肺功能差、既往肺大部分切除及肺功能不足的患者,联合亚肺段切除术无疑是一种合理的手术方式。然而,在进行肺段切除及亚肺段切除之前,需要对肺部解剖有全面细致的了解。目前,已有中心报道使用三维(3D)CT 渲染成像技术来创建 3D 血管造影图,以指导肺段切除术的进行。通过与 3D 打印技术联合应用,外科医生可以在模型中模拟手术进行练习[14]。当然,有经验的外科医生无须这些技术即可进行肺段切除及亚肺段切除术。但是,我们从手术安全性角度出发,这种新的手术辅助技术对于精准解剖肺段手术的开展与普及无疑是有帮助的(见图 8-2)。尤其对于经验尚不丰富的胸外科医师,3D 打印技术可以增强对胸腔内各组织、器官解剖关系的识别与辨认[15]。此外,外科医生可以通过使用此模型,探查肺组织的深部结构,并确定手术过程中潜在的障碍,有效地计划最佳手术路径与方式。在此情况下,用 3D 打印手术的模型比三维 CT 平面图像更能清楚地识别肺段切缘、段间平面、血管和支气管等结构。3D 打印模型的优点包括易于携带,可以将装置带入手术室,并且无须操纵成像监视器即可快速识别解剖结构。综上所述,3D 打印模型对于更安全地执行相关复杂手术是很有帮助的。

此外,日本的研究人员已经开发了一种虚拟辅助肺图谱系统(virtual-assisted lung mapping,VAL-MAP),使用虚拟支气管镜来选择合适的支气管分支并进行标记。随后,通过支气管镜将导管尖端引导至选定的分支处,然后用荧光胸腔镜确认位置,通过注射荧光染料来标记目标区域,根据标记的区域进行段平面的分割。

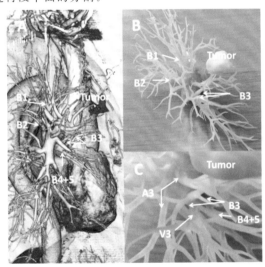

图 8-2　3D 打印在肺肿瘤切除中的应用

　　图 A:胸 CT 血管造影与支气管造影图示;图 B:3D 打印复原模型;图 C:模型局部放大示意

（引自 Akiba Tadashi，et al. Three-dimensional printing model of anomalous bronchi before surgery）

8.4　展　望

8.4.1 支气管镜下黏膜剥离术（Bronchos-copic submucosal dissection，BSD）

内镜下黏膜剥离术（Endoscopic submucosal-dissectiion，ESD）是一种微创的治疗方式，无论病变的大小和位置如何，都可以整体切除浅表性胃肠道肿瘤。ESD 最初作为早期胃癌手术的替代治疗选择而开展。此后，这项内镜下的微创技术被逐步推广应用到食管癌、结直肠癌等其他早期消化道肿瘤的治疗中，对早期消化道肿瘤患者的早诊早治起到了重要作用[16]。基于内镜下对早期消化道肿瘤的治疗经验，我中心提出可以将 ESD 的应用借鉴到肺外科，在人群中利用支气管镜开展对早期中心性肺癌的筛查与诊治。通过支气管镜检查，做到对中心性肺癌（尤其肺鳞癌）的早期发现、早期治疗。对于局限于黏膜内的肿瘤及原位癌等早期肿瘤，可以直接在支气管镜下进行黏膜剥脱，以达到对中心性肺癌的早期筛查及治疗。此前已有关于支气管镜下切除支气管软骨增生病的文献报道[17]。但要将 BSD 在临床推广应用仍需要高级别临床研究,以支持其可行性以及安全性。

8.4.2 针型胸腔镜(3mm)

针型胸腔镜是指使用更细的胸腔镜(直径为2～3mm)和器具(3～5mm)来代替传统胸腔镜手术的设备。目前,其已经在治疗手汗症以及气胸、肺大疱等相对简单的疾病中成功进行应用[18]。与传统的10mm 胸腔镜相比,3mm 针型胸腔镜术后患者切口疼痛发生率显著降低[19]。但是,针型胸腔镜在肺癌手术中的应用仍然有限(见图 8-3)。相信随着技术的进步,针型胸腔镜有望在肺癌治疗中大放异彩,将微创手术进一步做到极致。

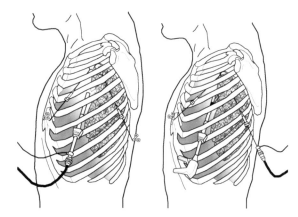

图 8.3　针型胸腔镜在胸外科手术中应用示例

［引自 Chen JS，Hsu HH，Kuo SW，et al. Needlescopic versus conventional video-assisted thoracic surgery for primary spontaneous pneumothorax：a comparative study ［J］. Amm Thoral Surg，2003，75（4）：1080-1085. ］

8.4.3 Robot 杂交

电视辅助胸腔镜尚有技术局限性，特别是无法进行精细的血管解剖或淋巴结清扫术。而这种局限性主要是由硬性器械通过胸壁的可操作性差造成的。此外，电视辅助胸腔镜的另外一个不足之处是缺乏三维解剖结构，因此与开放手术相比，外科医生的深度感知要差些。毫无疑问,机器人辅助胸腔镜手术（Robotic-assisted thoracoscopic surgery, RATS)的出现是胸腔镜手术领域中具有重大意义的里程碑事件。RAST 使用腕式器械,可以通过8mm 端口进入胸腔,并可以模拟人的手部动作。此外,与传统胸腔镜手术相比,其放大的三维高清晰度成像为外科医生提供了良好的肺部图像。RATS 也能够成为添加其他辅助功能的搭载平台,例如将近红外光源整合到相机中,从而可以识别自发荧光染料(吲哚菁绿),这样就可以实现对肺外周小结节的定位以精准切除,并且能够确定组织平面以进行亚肺叶切除[20]。RATS 的这些优势突破了刚性设备和二维成像电视辅助胸腔镜的局限性。特别是在进行精细解剖的胸外科手术中,拥有出色的高清立体视觉的 RATS 可以实现精细解剖分离,这对于实现淋巴结清扫以及准确的肿瘤分期尤为重要。

参考文献

[1] Amosov NM, Berezovsky KK. Pulmonary resection with mechanical suture[J]. The Journal of thoracic and cardiovascular surgery, 1961, 41:

325-335.

　　[2]Acuff TE,Mack MJ,Landreneau RJ. Role of mechanical stapling devices in thoracoscopic pulmonary resection[J]. The Annals of thoracic surgery,1993,56(3):749-751.

　　[3]Deng Y,Hao Z,Fu X. Development,Application details,and prospects of Uni-VATS on lung cancer radical operation under the concept of "precise medical treatment"[J]. Zhongguo Fei Ai Za Zhi,2016,19(6):371-376.

　　[4]Cahan WG. Radical lobectomy[J]. The Journal of Thoracic and Cardiovascular Surgery,1960,39:555-572.

　　[5]Jensik RJ,Faber LP,Milloy FJ. Segmental resection for lung cancer. A fifteen-year experience [J]. The Journal of Thoracic and Cardiovascular Surgery,1973,66(4):563-572.

　　[6]Ali J,Haiyang F,Aresu G. Uniportal subxiphoid video-assisted thoracoscopic anatomical segmentectomy:technique and results[J]. Ann Thorac Surg,2018,106(5):1519-1524.

　　[7]Gonzalez-Rivas D,Ismail M. Subxiphoid or

subcostal uniportal robotic-assisted surgery: early experimental experience [J]. Journal of Thoracic Disease,2018,11(1):231-239.

[8] Mehta AC, Hood KL, Schwarz Y. The evolutional history of electromagnetic navigation bronchoscopy: state of the art[J]. Chest, 2018, 154 (4):935-947.

[9]Giunta D, Daddi N, Dolci, G. A new image-guided technique for intraoperative localization of lung small solid nodules or ground-glass opacities with a self-expanding tract sealant device: a preliminary experience[J]. Interactive Cardiovascular and Thoracic Surgery,2019,28(1):23-28.

[10]Chen YR, Yeow KM, Lee JY. CT-guided hook wire localization of subpleural lung lesions for video-assisted thoracoscopic surgery (VATS)[J]. Journal of the Formosan Medical Association,2007, 106(11):911-918.

[11] Watanabe Ki, Nomori H, Ohstyka, T. Usefulness and complications of computed tomography-guided lipiodol marking for fluoroscopy-assisted thoracoscopic resection of small pulmonary

nodules:experience with 174 nodules[J]. The Journal of Thoracic and Cardiovascular Surgery,2006,132 (2):320-324.

[12]Gilmore DM,Khullar OV,Jaklitsch MT. Identification of metastatic nodal disease in a phase 1 dose-escalation trial of intraoperative sentinel lymph node mapping in non-small cell lung cancer using near-infrared imaging[J]. The Journal of Thoracic and Cardiovascular Surgery,2013,146(3):562-570.

[13] Ujiie H,Kato T,Hu HP. A novel minimally invasive near-infrared thoracoscopic localization technique of small pulmonary nodules:a phase I feasibility trial[J]. The Journal of Thoracic and Cardiovascular Surgery,2017,154(2):702-711.

[14] Yang SM,Hsu HH,Chen JS. Recent advances in surgical management of early lung cancer [J]. J Formos Med Assoc,2017,116(12):917-923.

[15] Akiba T,Inagaki T,Nakada T. Three-dimensional printing model of anomalous bronchi before surgery [J]. Annals of Thoracic and Cardiovascular Surgery,2014,20 Suppl:659-662.

[16]Seiichiro A,Shih YSW,Mai E. Efficacy of

Current Traction Techniques for Endoscopic Submucosal Dissection[J]. Gut Liver,2020,14(6):673-684.

[17]Sakaguchi Y,Matsumoto K,Nishioka K. Bronchoscopic surgery for a solitary tracheal tumor of tracheobronchopathia osteochondroplastica [J]. The Annals of Thoracic Surgery, 2019, 109 (6): 419-421.

[18]Chang YC,Chen CW,Huang SH. Modified needlescopic video-assisted thoracic surgery for primary spontaneous pneumothorax: the long-term effects of apical pleurectomy versus pleural abrasion [J]. Surg Endosc,2006,20(5):757-762.

[19]Chen JS,Hsu HH,Kuo SW. Needlescopic versus conventional video-assisted thoracic surgery for primary spontaneous pneumothorax: a comparative study [J]. The Annals of Thoracic Surgery,2003,75(4):1080-1085.

[20]Abbas AE. Surgical management of lung cancer:history,evolution,and modern advances[J]. Curr Oncol Rep,2018,20(12):98.

第9章　机器人辅助肺部微创手术

9.1　机器人简介及发展

  手术机器人在国外发展得非常早,手术机器人的应用可以追溯到 1985 年。美国洛杉矶医院的医生使用 Puma 560 完成了机器人辅助定位的神经外科脑部活检手术。但是实际上,Puma 560 并不是一台专用的手术机器人,它其实是一台关节式的臂式工业机器人。这是首次将机器人技术运用于医疗外科手术中,是一个具有划时代意义的开端。1986年,美国 IBM 的 Thomas Watson 研究中心和加利福尼亚大学合作开发,推出第一个获得美国 FDA 批准的手术机器人——ROBODOC。该机器人可以完成全髋骨替换、髋骨置换及修复和膝关节置换等手术。

  1989 年,被誉为手术机器人之父的王友仑开始研究"伊索"(AESOP,自动最优定位内窥镜系统),

并于 1997 年研制成功。到 1998 年,"伊索"配备了腹腔镜,逐渐进化成了"宙斯"。它可以遥控操作,是一个完整的手术器械机器人系统。2001 年 9 月 7 日,身在纽约的著名外科学家 Jacques Maresko 和美国纽约的著名外科医生 Joel Michelle 博士在两地协同合作,利用"宙斯"系统完成了对身在法国斯特拉斯堡的 68 岁女性患者的胆囊摘除手术。

2000 年,美国 Intuitive Surgical 公司的 Da Vinci 手术机器人系统(da Vinci Surgical System)获得美国 FDA 批准,正式进入临床应用。从此,Da Vinci 手术机器人系统因具有裸眼 3D、抖动滤过、机械臂高灵活性等优势,迅速进入各临床专科。目前,其已被广泛应用于泌尿外科、胸外科、妇科等领域。

目前,在国内外手术机器人市场中,Da Vinci 手术机器人系统占据绝对优势,其历经不断更新优化,现已发展到第四代。截至 2019 年底,全球装机共计超过 5000 台,其中超过半数装备在美国,我们国家已经安装超过 100 台。第一代 Da Vinci 手术机器人由美国直觉外科公司于 1996 年推出。第二代机器人于 2006 年推出,允许医生在不离开控制台的情况下进行多图观察。第三代机器人于 2009 年推出,相比于第二代机器人,第三代机器人增加了双控制台、模拟控制器、术中荧光显影技术等功能。第四代机器人于 2014 年推出,其在灵活度、精准度、成像清晰度等方面有了质的提高,2014 年下半年还开发了远程观察和指导系统。

以 Da Vinci 系统为例,手术机器人一般由三个部分组成,包括外科医生控制台、床旁机械臂系统、成像系统(见图 9-1)。精准的操作是 Da Vinci 手术机器人的重要优势。尽管现有设备的机械臂仍较为粗壮,体积较大,但是,因为手术机器人的核心处理器以及图像处理设备可以将手术视野放大 10 倍以上,看得清,所以更精巧,手术精确度也提升了。达芬奇手术系统是由外科医生 100% 控制机器人辅助进行手术,该系统将手术医生的手部动作转换为更小、更精准的微小器械在患者体内进行,就好像将他们的眼睛和手伸入患者体内。

因手术机器人具有显著优势,所以国内外越来越多的医疗中心开始装备手术机器人。这也使得越来越多的企业加入了手术机器人领域的竞争中,试图打破 Da Vinci 对行业的垄断。国内外既有创业公司异军突起,也有美敦力、强生等行业巨头参与研发;手术机器人覆盖的医疗场景也从腹腔扩展到胸外科、泌尿外科、头颈外科甚至心脏手术。

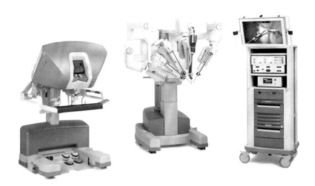

图 9-1 手术机器人示意

2014 年,剑桥医疗机器人公司(Cambridge Medical Robotics)成立于英国剑桥郊区。2017 年 9 月 6 日,CMR 公布 Versius 的系统照片,并计划从 2018 年开始销售。与 Da Vinci 手术机器人不同,Versius 的机械臂安装在不同的基座上。这些机械臂小而轻,既便于医生进行精确手术操作,又便于医生将设备从一个手术室转移到另一个手术室。这样,医院就不需要专门为机器人划分独立的空间,医生也可根据手术需求判断所需要的机械臂数量。对于手术机器人技术的发展,Versius 具有颠覆意义,它的手术操作模式与达芬奇手术机器人相似,但仅有达芬奇手术机器人的 1/3 大小,易于转移及运送,这直接提升了它的实用性。而灵活小巧是所有设备发展的共同方向,这也为 Versius 功能拓展提供了无限可能。

2019 年 9 月 24 日,美敦力在投资人会议上揭开了其新一代手术机器人 Hugo RAS 的神秘面纱,实时演示了使用该机器人进行人体手术的过程。美敦力全新推出的手术机器人系统使用模块化的解决方案,重点克服手术机器人成本和应用的障碍。①模块化系统:也就是说它有多个独立组件可以适应特定患者或医院病床的需求,并且可以随着技术的发展而升级。Hugo RAS 配有四个装在推车上的手术臂,这具有极大的灵活性。比如说,医生可以在使用手臂完成手术后,将其推开,然后仍然使用同一个手术台开始腹腔镜手术。手术后,医院工作人员可以将系统松解,然后将其滚动到另一个经过消毒并准备好的手术室内,以便医生可以在休息后迅速开始新的手术。②可升级性:为避免价值数百万美元的设备(如手术机器人)过时的问题,美敦力开发了可随着技术的发展而及时升级的系统,无须医院更换整个系统。对于集成到控制台中的可视化技术而言,这尤其重要。③开放性:Hugo RAS 机械臂设计得十分灵活,末端执行器可以兼容很多公司现有产品的组合,这让医生感觉到非常熟悉而无须花费很多精力适应新器械。

国产化是手术机器人的重要发展方向。作为进口替代的一部分,我国在手术机器人的道路上一直奋起直追。在政策层面,国家陆续出台了多个战略规划和支持政策促进机器人产业的健康和快速发展,包括《中国制造 2025》《机器人产业发展规划(2016—2020 年)》等。北京天智航医疗科技股份有限公司的骨科手术机器人现已通过国家食品药品监督管理局的认证,以治疗设备及器械类唯一的"国际原创"产品入选了科技部《创新医疗器械产品目录(2018)》,并在多家医院投入临床应用。根据天智航公开的科创板上市招股书披露的信息,天智航的骨科手术机器人从 2017 年 11 月首次部署在北京积水潭医院。迄今为止,其骨科手术机器人已经部署在20 多个省、市、自治区的 50 余家三甲医院,并已经累计完成超过 3800 例手术。国产神经外科机器人的发展也获得了重大突破。2018 年 12 月 25 日,华科精准研发的神经外科手术机器人正式通过国家食品药品监督管理局审批准产。这是首款通过国家创新评审的国产神经外科手术机器人,其同时适用于儿童和成人。

9.2　达芬奇手术机器人的技术优势

（1）达芬奇手术机器人可提供清晰放大的 3D 视野，有效手术视野范围大，并具有荧光显影技术，画质的改善有助于提高手术质量和保障患者安全。

（2）机器人操作臂比人的手臂小，具有 7 个自由度且可转腕的手术器械，可过滤直接操作时的手部颤动，在狭窄腔体内的操作更加灵活、精准，操控范围大，改进了腔镜下的缝合技术。

（3）操作者可以坐着完成手术，不易疲劳，可以相对轻松地完成时间长、难度高的复杂手术，可节省传统腹腔镜手术或开腹手术因暴露手术视野而需要的 2～3 名助手。

尽管少部分报道认为，VATS 适用于局部进展的肺癌手术，但一般认为，VATS 的适应证局限于Ⅰ和Ⅱ期的肺癌[1]。机器人手术可以避免开放手术所造成的严重创伤，又兼具开放手术操作的灵活性和便捷性，尤其对于第二站淋巴结阳性的肺癌患者，机器人能应对新辅助化疗造成的组织间隙粘连问题，因此，适用于在胸腔镜下难以完成的复杂操作。手术时机一般建议选择在末次化疗结束后的 30～45

天。达芬奇手术机器人具有以下特点：将局部视野放大，适合于精细操作；裸眼 3D，有助于进行完整系统的淋巴结清扫；可以进行精细准确的操作，适用于支气管重建吻合等。综合上述特点，达芬奇手术机器人在袖式切除、肺段切除中具有独特优势。

现有多项研究表明，达芬奇手术机器人不增加肺部手术中出血的风险，同时，手术死亡率、并发症等指标与胸腔镜相比亦无显著性差异，并可降低术中转开放的比例，减少术中出血，是一种公认的安全可靠的肺部手术方式。

相比于常规的胸腔镜，机器人因其设计上的显著优势，所以学习曲线显著缩短。Gharagozloo、Veronesi、Melfi 等外国专家认为，对于经验丰富的胸外科医生，经过 20 台机器人肺叶切除手术的练习即可熟练掌握机器人肺部手术的操作。而一般认为，掌握胸腔镜技术，需要 50～200 台手术的学习。对于机器人手术的学习，一般建议从相对简单的纵隔占位开始，再逐渐过渡到肺叶切除等手术。

在手术耗时上，达芬奇手术机器人的优势仍有争议。对于肺叶切除，目前报道的手术时间多在100～228 分钟，总体来说并不具备显著优势。一方面，达芬奇手术机器人的机械臂仍相对笨重，置入胸腔所需的时间显著超过胸腔镜;另一方面,现有手术机器人的切割闭合器必须由助手操作,减慢了手术的速度。新一代手术机器人的应用可显著缩短手术时间。同时,机器人手术流程的进一步优化也有助于效率的提升。

在远期生存上,Park 等发表的论文是目前仅有的关于手术机器人肺部手术远期肿瘤学治疗效果的多中心研究[2]。该研究纳入了意大利和美国共 3 个中心 2002－2010 年的 325 例手术机器人肺叶切除病例,其中Ⅰ、Ⅱ、Ⅲ期肺癌患者分别占 76％、18％和 6％。经过平均 27 个月的随访,5 年总体生存率为 80％。具体到不同分期,ⅠA、ⅠB、Ⅱ、ⅢA 期肺癌患者的 5 年生存率分别为 91％、88％、49％ 和43％,与现有的开放手术及胸腔镜手术相当。初步证实了机器人手术的远期肿瘤学治疗效果。目前,有多项手术机器人辅助胸腔镜手术(RATS)相关的多中心前瞻性临床研究正在开展,部分已经结束患者招募阶段,相信随着这些研究陆续到达研究终点,RATS 在肺癌手术中的地位将进一步明确。

淋巴结清扫的数量,是证实肺癌手术效果的间接指标。目前认为,VATS 所能清扫的淋巴结数目少于开放手术,尤其对第二站淋巴结清扫的劣势较为明显。部分研究表明，机器人手术所能清扫的淋巴结数目显著超过胸腔镜手术，与传统的开放手术相当[3,4]。对于影像学无明显淋巴结肿大的肺癌患者，Park 等的研究表明，13％的Ⅰ期患者通过 RATS 明确为第一站淋巴结转移，其比例与 Boffa 等报道的传统开放手术相当，显著超过 VATS。Wilson 等通过多中心的肺段及肺叶切除数据，发现 RATS 的淋巴结分期准确性与开放手术类似，显著优于 VATS[5]。

多个研究证实，机器人手术的患者，术后平均住院时间为 4.5 天左右，其中胸腔引流管的放置时间平均为 3 天，均较胸腔镜手术缩短。

在术后疼痛上，尽管机器人手术需经过多个肋间，但不同于胸腔镜，机器人的机械臂并不造成胸壁组织受力，因而对组织尤其肋间神经的损伤较轻。反映到临床实践中，接受机器人手术的患者，其术后平均镇痛药摄入量较胸腔镜手术患者显著降低。

9.3　达芬奇手术机器人的技术劣势

尽管达芬奇手术机器人在肺部手术中具备一定的优势，但现有的机器人设备仍存在一定的不足。

（1）自身仍存在一定的缺陷：缺失触觉反馈体系；手术机器人的器械臂固定以后，其操作范围受限；整套设备的体积过于庞大，安装、调试比较复杂；系统技术复杂，在使用过程中可能发生各种机械故障，如半路死机等；机械臂缺乏力反馈，主刀医生无法感知牵拉的程度；医生与系统的配合需要长时间的磨合；手术前的准备及手术中更换器械等操作耗时较长等。

（2）使用成本高：①购置费用高，目前国内第三代四臂达芬奇手术机器人的总体购置费用在2000万元以上。②手术成本高，机器人手术中专用的操作器械每用10次就需强制性更换，而更换一个操作器械需花费约2000美元。③维修费用高，手术机器人需定期进行预防性维修，每年维修保养费用也是一笔不小的开支。造成手术机器人使用成本高的原因通常被认为是其生产商通过收购竞争对手和专利保护等手段在该领域形成垄断所致的，而这也成为制约手术机器人进一步发展的一个重要原因。

（3）缺乏胸外科专科机器人：现有的达芬奇手术机器人最初主要为泌尿外科设计，未能整合胸外科的专科特点。比如早几代的达芬奇手术机器人甚至未自带肺部手术最常使用的切割闭合器，导致重要血管、支气管及肺段平面的离断必须由助手完成。现有的弹孔机器人,套管的直径为 2.5cm,超过了肋间隙的宽度,因此难以完成经肋间的单孔机器人手术,必须由剑突下、肋弓下等异化微创切口完成。

(4)非智能化:尽管被称为手术机器人,但现有的达芬奇系统及即将上市的 Hugo RAS 等系统,其本质仅仅为一个带有裸眼 3D 效果的灵活的机械臂。比如在分离组织时,无法感知和预警操作界面附近的大血管等重要结构。

9.4 展 望

医疗的人工智能化是必然的发展趋势,手术机器人作为整合了多种高尖端技术的集成系统,必将在科技迅速更新的时代迎来蓬勃的发展。手术机器人的发展方向主要包含以下几点。

(1)智能化。尽管现有的以达芬奇手术机器人为代表的手术机器人已经被冠以机器人的名称,但其本质仍然只是一个带有 3D 成像系统的高度灵活的机械臂,完全不具备人的特征——智能化。未来的手术机器人应具备学习能力。手术机器人可以向"阿尔法狗"学习,有学习功能,在完成既定数目的手术后,知道这个手术该怎么做,同时可以在危险的地方给医生一些警示,提示附近的重要解剖结构;通过术前影像,实现肿瘤精准定位;还可以帮我们辨认血管在哪里,不要损伤,怎么保护,肿瘤在哪里,要把它切干净。同时,随着手术机器人完成手术例数的增加,其手术能力可以进一步提升,不断学习优化,不同手术机器人之间也可以实现数据共享。对于肺部疾病来说,未来的手术机器人还可以整合快速病理,除诊断肺部病灶的良恶性外,还可以明确淋巴结是否为阳性。

(2)交互化。交互化主要是指应该通过力反馈获得手的感觉。现在的手术机器人还没有手的感觉,以后应该有手的感觉。

(3)微型化。正如计算机的发展,从最初的体积巨大而运算能力低下的计算机,发展到当今体积较小、运算速度更快的计算机,实现了计算机的普及。当今的手术机器人,比如达芬奇系统,体积庞大,不利于手术室的布局,对空间要求高。相信随着科技的发展,手术机器人将向微型化发展。

(4)专科化。随着医学专科的进一步细分化发展,不同医学专科对手术机器人也提出了截然不同的要求。比如神经外科侧重于定位和显微操作,胃肠外科注重吻合。对于胸外科来说,则要求器械必须要小,能够通过肋间,并减少对肋间神经的刺激。不同的需求必将催生手术机器人的专科化发展。

(5)国产化。一方面,随着我们国家科技的快速发展,我们完全具备了自主研发手术机器人的条件,骨科国产手术机器人已经实现临床应用。另一方面,国产化也是降低手术机器人价格的重要推手。国产化产品的崛起,必将进一步推动手术机器人的市场价格下调,降低使用成本,促进手术机器人的普及和应用。

从目前来看,完全智能的手术机器人离我们似乎还有点距离。未来的手术机器人完全有可能把外科医生更大限度地解放出来,让他们所受到的体能挑战减小一些。并且,微创手术也可以更大限度地远离"刀光血影",让接受治疗的患者更轻松些。

参考文献

[1]Crino L,Weder W,van Meerbeeck J,et al. Early stage and locally advanced (non-metastatic) non-small-cell lung cancer:ESMO Clinical Practice Guidelines for diagnosis,treatment and follow-up

［J］. Ann Oncol，2010，21 Suppl 5：v103-v115.

　　［2］Park BJ. Robotic lobectomy for non-small cell lung cancer（NSCLC）：multi-center registry study of long-term oncologic results［J］. Ann Cardiothorac Surg，2012，1（1）：24-26.

　　［3］Boffa DJ，Kosinski AS，Paul S，et al. Lymph node evaluation by open or video-assisted approaches in 11，500 anatomic lung cancer resections［J］. Ann Thorac Surg，2012，94（2）：347-353；discussion 353.

　　［4］Licht PB，Jorgensen OD，Ladegaard L，et al. A national study of nodal upstaging after thoracoscopic versus open lobectomy for clinical stage Ⅰ lung cancer［J］. Ann Thorac Surg，2013，96（3）：943-949；discussion 949-950.

　　［5］Wilson JL，Louie BE，Cerfolio RJ，et al. The prevalence of nodal upstaging during robotic lung resection in early stage non-small cell lung cancer［J］. Ann Thorac Surg，2014，97（6）：1901-1906；discussion 1906-1907.

第 10 章　肺部疾病术后胸腔引流的管理

10.1　概　述

胸腔置管引流术是指将胸腔引流物置于胸膜腔内，以疏散由受伤、疾病或外科手术而收集的异常的空气、液体、脓液或固体。它们有助于恢复和维持内脏与壁层胸膜之间的负压，从而使肺完全扩张。胸腔内插入胸管的适应证是胸腔内有液体或空气。胸管引流的适应证有气胸、自发性（首要、次要）、张力性气胸、创伤性气胸、医源性气胸、其他气胸、血胸、脓胸、肺炎旁积液、胸腔积液、乳糜胸、术后引流、胸部手术、心脏手术。胸腔导管已被常规用于胸腔引流，特别是在胸部手术后。胸腔置管的过程是先进行局部麻醉，再在肋骨间放置一根导管作引流管，接入装有生理盐水的水封引流瓶以便排出气体或收集胸腔内的液体，使得肺组织重新张开而恢复功能。

通常,胸管有大口径和小口径两种。大口径胸管为20Fr或更大,而小口径胸管小于20Fr。也可以使用较小的导管,称为胸膜导管。医生通常会通过肋间隙将它们穿入胸腔,或者将它们小心地放置在胸部皮肤下以便长期使用。对于由慢性感染、癌症或肝病而导致胸膜积液持续积聚的患者,可能需要使用胸膜导管。肺癌术后,应用胸腔引流术能够充分排除胸腔气体和液体并促使肺复张,这是胸腔引流术被胸外科医生广泛接受和应用的主要原因。

常规胸腔置管的步骤如下。

1.将患者床头抬高30°～60°。通常会有人将手臂抬高到头顶上方患侧。

2.识别试管插入部位。它通常位于第4与第5肋之间,或者位于第5与第6肋之间,就在胸大肌(胸部)的内侧。

3.用聚维酮碘溶液或氯已定溶液(洗必泰)等清洁皮肤。让患者皮肤干燥后,再将无菌盖布覆盖在患者身上。

4.用局部麻醉药麻醉插入部位。一旦该区域完全麻木,医生可能会更深地插入针头以查看它们是否可以拉回液体或空气,以确认它们在正确的区域。

5.在皮肤上切一个大约2～3cm的切口。使用被称为凯利钳的手术器械,医生将加宽切口并钝性分离直至进入胸膜腔。凯利钳插入应缓慢,以免刺破肺。

6. 将戴手套的手指插入切口部位。这是为了开放该区域是胸膜腔。医生还会意外发现胸腔内其他肿物,例如肿块或疤痕组织。

7. 将胸管插入切口部位。如果流体开始通过管子排出,则位置正确。也可以将管子连接到装有水的腔室中,该腔室在人呼吸时会移动。如果未发生以上情况,则可能需要重新放置胸管。

8. 将导管缝合到位,使密封尽可能气密。

9. 用纱布覆盖胸管插入部位。

众所周知,胸管在临床上有很长的使用历史。早在 1875 年,哥特哈德·布劳就被认为是封闭式水封排水系统的创始人[1]。胸腔引流术经过近百年的临床应用和不断改进,已被广泛接受和应用。然后在 20 世纪初,胸腔引流术成为肺部手术后的标准操作,水下密封的概念被确立。

对于胸外科医生来说,实现对胸腔导管的科学管理是必不可少的,胸腔导管也是胸腔手术后最直观的腔内观察手段[1]。大多数胸部手术在结束时,应插入胸管。之后,要做好导管设置和日常临床观察,决定何时拔管、如何拔管以及胸腔拔管后的处理等。然而,因为胸部手术各不相同,所以手术后的要求也不尽相同。多年来,胸腔引流管的放置一直受到国内外研究者的关注。特别是近些年来,快速康复医学的提倡,在减轻患者痛苦的同时,还要缩短患者的住院时间。而术后放置引流管的时间成为导致患者住院时间延长、疼痛加重及术后感染的高危因素。患者术后拔管时间、引流效果等成为评价患者术后恢复效果的重要指标。

本章将主要阐释胸腔引流的机制,包括新的装置(特别是适应肺部手术后的新的引流装置)、胸管的管理、如何拔除胸管。

10.2　排水装置以及吸力系统的选择

大多数接受开胸手术的患者术后会放置胸管,以防止气胸、血胸和监测空气泄漏。胸膜引流系统需要有效的引流、抽吸和水封。为了有效地实现这些目标,胸腔引流装置的开发经过了有趣而漫长的发展,最后形成了我们现在最常见的三瓶系统。

现在,胸管有各种尺寸和类型可供选择。尽管胸管的使用和放置经历了漫长的发展过程,并已成为治疗胸膜疾病的最常用方法之一，但关于胸管的大小和形状的报道很少，相关数据也很少。最近，已经有几项前瞻性随机试验研究了肺泡胸膜瘘和空气泄漏处理的一些问题[2-4]。目前，许多外科医生使用柔软有韧性的管子，这些管子足够大，这样血液就不会凝结成块，可以减轻疼痛。普通肺部手术后，胸外科医生基本选择放置 28～32Fr 的硅胶胸腔引流管。胸腔引流管的主要材料类型包括：①硅胶；②聚氯乙烯材料（polyvinylchloride，PVC），大部分为硬直管；③橡胶等。目前，应用最多的是硅胶，其次为 PVC，而橡胶已很少应用。也有部分单位应用 24Fr 橡胶尿管作为上胸腔引流管。橡胶引流管质软，可曲性好，引起的疼痛轻，但容易折叠而导致引流不通畅，引流效果差；硬直 PVC 引流管引流效果好，但质硬、创伤大、疼痛明显，不利于术后恢复；硅胶引流管质韧、弹性好，引流效果好，疼痛较轻，因而成为目前最主流的胸腔引流管。

目前为止，并没有循证证据可以证明引流管的引流效果与引流管的管径有关[5]。但是，理想液体引流的流量应该按 Fanning 方程（$v = 2r5p/fl$；v：流量；r：半径；p：压力；l：长度；f：摩擦系数）进行计算。可见，引流管内径在其中占有重要作用，管径较大的引流管的引流效果要比管径较小的引流管好。但是,引流管管径较小可减轻患者术后疼痛,从而促进患者早期咳嗽、咳痰,还可使患者早期下床活动。但是,对于术后黏滞的血液以及混杂组织的胸腔引流液,所用胸腔引流管的内径并无统一标准。

10.2.1 密闭式排水系统

数十年前,胸腔引流设计者将单瓶系统用于引流。然而,当从患者体内排出的液体或血液在瓶中上升时,它增加了对进一步引流的阻力。最终,最基本的胸腔引流系统单元是三瓶系统。在这个系统中,第一个瓶子用于收集患者的液体或血液,第二个瓶子提供水封条件,第三个瓶子调节通过整个系统施加的吸入量。随着呼吸支持系统的改进,如呼吸机的应用,几家公司开始开发将这三个瓶子组合成一个的方法。因此,密闭式排水系统已成为主流方向。

英国胸科学会关于胸膜疾病的指南指出,胸腔引流应该包括一个瓣膜机制,以防止液体或空气进入胸腔。这可以是水下密封件、颤振阀或其他可识别的系统。带有水下密封件的胸腔引流管是英国卫生系统的标准设计,由一个水封、可选的吸气控制装置和排水收集瓶组成。这些引流管收集液体，防止液体回流到胸腔，同时允许对空气泄漏和液体丢失进行主观评估。引流瓶必须放在胸部以下，并保持直立。根据患者的情况，有时可能需要进行抽吸，通常可以使用壁式抽吸装置进行抽吸。

胸腔闭式引流应用水封瓶作为密闭系统，将引流管置于水封瓶内水下 $2\sim3\mathrm{cm}$，这主要是利用重力作用维持胸膜腔内生理性负压和利于引流。在胸腔闭式引流术应用之初，即有医生在水封引流基础上加用真空吸引泵或负压系统，其优势在于持续性负压封闭引流能改善胸腔内的负压状态、加快排气和排液，有利于肺部复张和胸膜腔的闭合。这种方法在早期就被大多数胸外科医生接受，并在长期临床实践中得出最理想负压为 $-20\mathrm{cmH_2O}$。但近年一些临床随机对照研究表明，单纯水封瓶引流加不加负压吸引，对肺癌术后漏气时间、引流管持续时间、引流量、胸腔内积气、积液量、拔管时间及住院时间的影响不大。

目前关于肺部手术后胸腔引流加不加用负压吸引，何时加用负压吸引，尚无明确的标准，多根据患者个体情况及医生经验而定。现有的临床经验总结认为，术后不必常规应用负压吸引[6,7]。对持续漏气的患者,若肺已复张,也不必持续负压吸引;而对肺复张不好的患者,应用负压吸引可能有助于肺复张和缩短漏气时间,但仍需进一步研究证实。

10.2.2 无水引流装置

使用常规的胸腔引流装置的吸气压力或连续密闭排水有以下缺陷:①施加负压控制吸气,所产生的气体通过液态水不可避免地产生气泡,特别是连续的吸气治疗气胸,噪音破坏安静的临床环境,不仅影响患者的心理和休息,而且会影响周围的患者。②在胸腔引流水封时,引流瓶中液体有误入胸腔的风险而危害患者安全;③在水封胸腔排水装置中水分蒸发时,液压密封件可能导致负吸压下降装置,引起负吸压波动,水分的蒸发也可能导致液压密封件排气装置的速度减少,因此应用水密闭式胸腔引流水需要经常观察水封中的水质,及时注水,以维持稳定的负压和胸膜气体的抽吸排出率;④连续抽吸时,气体的产生速率不定,有回吸的危险;⑤水封瓶需要防倾倒,携带不便[8]。

因此,一些专家设计了无水引流装置,称为干-干排水器,并且具有单向阀,从而无须填充任何腔室(根据需要,除空气泄漏指示器区域外)。阀门在呼气时打开,让患者空气排出,然后关闭,以防止吸气时大气进入。这种单向阀功能使系统可以在垂直或水平位置使用,并且密封性不会损失。这些系统即使不小心翻倒了也还是安全的。吸入量通过可调刻度盘调节。干吸的优点是易于安装、操作安静且拥有更高、更精确的抽吸能力。

(1)无水静音胸膜腔闭式引流器:是一种无水静音胸膜腔闭式排液装置。其中,无水静音胸膜腔闭式排液装置的进气口包括排液瓶、单向排气阀、气囊组件和限压阀,既适用于连续负压抽吸胸膜腔封闭引流,也适用于常压胸膜腔封闭引流。

(2)连续性无水胸腔闭式引流器:是一种无水胸腔引流装置,进液口用干封结构的舌瓣单向阀,实现封闭式持续引流,并用袋体作为胸腔积液的容器,方便患者随身携带,既有利于患者身心康复,又能提高医院病房的周转率。连续性无水胸腔闭式引流器是一种无水胸腔引流装置,包括计量袋,计量袋上端固定有硬质壳体,硬质壳体内部设有引流通道,硬质壳体外部设有使引流通道产生负压的风箱,引流通道的进液口与引流导管连接,引流通道的排液口伸入计量袋内腔。其特征在于:引流通道的进液口设有舌瓣单向阀,舌瓣单向阀包括环形的卡圈和柱形的管体,管体下部对称设有两个倾斜的切面,管体下端面为狭长的一字形结构,并在管体下端面沿长度方向居中开设有连通管体内腔的缝隙。连续性无水胸腔闭式引流器不仅适用于气胸的治疗,还适用于胸腔积液的治疗。

10.2.3 数字化胸腔引流系统

随着胸外科手术技术和 ERAS 的推进,传统胸外科术后并发症(如出血、感染等)的发生率逐渐下降,因此对闭式胸腔引流的需求发生了改变。现如今,胸腔闭式引流系统最重要的功能是观察、评估术后漏气情况。但是,传统的胸腔引流系统有几个局限性。一方面,它通过观察水室中的气泡来主观地测量空气泄漏,因此观察者之间较频繁地发生意见分歧,并且对于小的空气泄漏难以确定。另一方面,由于水室的位置,传统的胸腔引流系统的抽吸压力可能偏离设定水平。最近,已经开发出了数字化胸腔引流系统来解决这些问题,该系统使用数字传感器连续监测气流和胸膜压力[5]。数字化胸腔引流系统是一种便携式抽吸装置,可以通过空气流动和液体的数字记录来监测患者的情况。借助数字化胸腔引流系统,患者的胸膜压力得以保持,而与设备位置无关,并且术后漏气情况可以客观地被评估。

目前,几家公司已经制造了新的胸膜引流装置并上市,如 DigiVent and Thopaz。大多数系统包括一个内置的、带数字显示器的可调节吸入泵,充电电池,连接到标准胸腔引流装置的导管和一个一次性液体收集罐。系统中的传感器可打开和关闭泵,以精确保持医务人员所设置的压力水平。其主要优点有:①缩短胸管持续时间;②缩短住院时间;③降低患者并发症的发生率;④提高患者满意度;⑤降低住院费用;⑥增加医生和护理人员的便利性;⑦改进胸腔引流管理;⑧更好地预测患者预后;⑨减少塑料耗材浪费。

数字化胸腔引流系统在肺切除术后的处理方面有许多优势。

首先,数字化胸腔引流系统可以根据胸膜腔情况调节抽吸压力,并且可以使胸膜压力保持在 $0.1\mathrm{cmH_2O}$ 内的预设水平。研究已经表明,术后早期胸膜压力的波动较大与肺漏气的发生率较高相关。因此,数字化胸腔引流系统可以以最小的振荡来稳定胸膜压力,降低肺漏气的发生率。

其次,通过数字化胸腔引流系统可以客观地评价漏气的程度,并且可以导出和查看历史数据。因此,数字化胸腔引流系统减小了观察者之间的差异,并帮助医务人员更准确地决定何时拔出胸管。多项临床试验已经证明,数字化胸腔引流系统不仅减小了不同医务人员(外科医生、住院医生和护士)观察者之间的差异,而且还减小了具有类似经验的外科医生之间的差异。观察者之间的差异减小后,胸腔引流时间和住院时间也缩短了。这些发现在不同的医疗系统和国家之间似乎是一致的。虽然这些结果需要通过其他独立的调查来证实,并且需要更复杂的分析来阐明调节压力对漏气持续时间的影响,但是在术后胸腔管理中更自由地使用数字引流装置似乎是合理的。

另外,数字化引流设备可以缩短引流时间和住院时间,并提高胸腔引流患者的安全性。它还可以通过持续、客观地监测空气泄漏和液体丢失情况来改善临床决策。因为数字化胸腔引流设备是便携的,比传统的胸腔引流管更方便、更容易使用,所以对于肺切除术后或因气胸需要胸腔引流的患者,可以考虑使用数字化胸腔引流设备以增加机动性。成本模型显示,在肺切除术后,数字化胸腔引流系统比传统的胸腔引流节省成本,而这主要通过缩短住院时间来实现。一项多中心的国际随机临床试验表明，与使用传统设备治疗的患者相比，使用数字化胸腔引流系统治疗的患者的漏气持续时间更短，放置胸管的时间和住院时间更短，患者满意度得分更高。Gilbert 等[6]提出数字化胸腔引流设备免除了传统胸腔引流拔管时所需的夹管试验，但两者对胸管引流时间和住院时间的影响没有统计学差异。

一些临床专家认为，使用数字化胸腔引流设备可以使跨病房的治疗标准化，因为它提供了关于空气泄漏和液体丢失的客观测量。这些数据使评估和记录患者的进展变得更容易。这可能也可以帮助临床医生确定何时最适合拔除胸腔引流管。应用数字化胸腔引流设备来管理胸腔引流比传统方法更容易，并且可能可以节省护士的时间。在使用数字化胸腔引流设备后，患者所需要做的胸部 X 线检查也可能更少。使用数字化胸腔引流设备可以提高患者的安全性。该设备有内置的警报器，可以警告用户潜在的问题，如管子堵塞、罐满或电池电量不足等。在进行影像学检查(如胸部 CT、X 线检查)或其他院内检查时，如果该装置被意外关闭，它将变为正常的单向阀门。这项技术特性增加了患者管理胸腔引流的安全性。

此外，数字化胸腔引流系统可促进患者术后尽快运动康复并改善术后物理治疗,从而可降低产生分泌物和发生肺炎的风险,并有助于肺的再扩张。另外,Thopaz 胸腔引流系统(瑞士 Medela)等数字设备可以用作便携式吸痰器,使患者住院时间缩短。

总而言之,相比于传统的胸腔引流,数字化胸腔引流设备可以给肺切除术后或气胸后需要胸腔引流的患者带来显著的临床和系统益处。尽管关于气胸后应用数字化胸腔引流设备的证据现在还相对有限,但已有的研究似乎证明了肺部手术后使用数字化胸腔引流设备可以带来相当的临床益处。因此,数字化胸腔引流设备的临床益处很有可能推广到气胸患者,并可以考虑将其用于其他需要胸腔引流的患者。

10.3　胸腔置管管理

尽管胸管置管的临床使用已有很长的历史,但在没有循证医学的情况下,胸管的管理主要靠主观判断,系统性的指南尚不完善。肺切除术后最常见的并发症有漏气、肺泡胸膜瘘和出血等。一旦手术后插入胸管,我们就应该根据科学数据对胸管置管进行管理。最近,许多研究科学地评估了关于肺切除术后胸管的最优管理方式,其基本意义在于提供客观的数据来指导肺切除术后胸管的管理。

胸管置管管理的一个关键点是,对于大多数漏气,水封被认为优于持续吸气[9]。胸腔闭式引流水封瓶的作用非常重要,关系到胸腔闭式引流的成败。胸腔闭式引流水封瓶的主要作用有以下几个方面。①维持胸膜腔内的负压:由于引流管管口的位置位于水封瓶内液体面下 3～4cm,所以保证了在胸腔内压力增加时只能由胸腔内的气体或者液体向外排出,而外界的气体或者液体不能逆流进入胸腔内,保证了胸腔内的负压状态。胸腔内负压对于维持肺复张和静脉血心脏回流具有重要的意义。②由于气体和液体只能由胸腔单向向外排出,水封瓶内的液体相对无菌,所以保持胸腔内相对无菌的状态,降低了发生胸腔感染的风险。③因水封瓶的存在,所以可以动态观察胸腔内的压力、气体和液体的变化,有利于观察病情。与此形成对比的是,Coughlin 等[10]通过系统回顾和荟萃分析发现,胸管放置吸引式和水封式对比,在漏气时间、长时间漏气发生率、胸管留置时间和住院时间方面没有显著性差异。他们得出结论,在降低气胸发生率方面,胸管吸引似乎优于水封,但其临床意义尚不清楚[11]。然而,最常发生漏

气的应该是在肺切除术后。此外，Antanavicius
等[12]证明，在无漏气的患者中，解剖性肺切除术手
术后应用水封瓶管理胸管，可显著缩短胸管置管持
续时间和住院时间。

10.3.1　胸腔引流管的放置

传统的胸腔引流置管方法是在胸腔内置入
1 根或 2 根胸腔引流管，而根据切除部位的不同，胸
腔引流管放置的位置也不同，但基本上是 1 根在前
上引流气体，1 根在后下引流液体。随着快速康复
医学的发展以及对术后生活质量的要求提高，传统
的胸腔引流管置管方法的不足越来越明显，尤其是
术后疼痛剧烈，既不利于患者的早期活动（咳嗽、咳
痰等），也不利于患者术后肺复张。

在肺部手术后一般需要胸腔置管引流。传统的
全胸腔镜手术一般需要 3 个切口，即主操作孔、副操
作孔和观察孔；而单操作孔胸腔镜是在传统胸腔镜
的基础上减少 1 个副操作孔。传统的全胸腔镜手术
和单操作孔胸腔镜手术后放置胸腔引流管的方法一
般相同，即上肺叶切除，沿观察孔留置 1 根胸腔引流
管，沿后纵隔放至胸腔顶；中下肺叶切除，沿观察孔
留置 1 根胸腔引流管至肋膈角。单操作孔胸腔镜手

术仅采用 1 个 3～4cm 的切口,观察镜及手术器械通过此孔道进入并进行操作。而关于单操作孔胸腔镜术后胸腔引流管的放置方法,目前尚无统一的标准,多根据个人或者医疗单位的经验进行应用,其大致可分为两种。①经皮肤切口及操作肋间隙于切口后方留置 1 根胸腔引流管,放置部位与传统胸腔镜及单操作孔胸腔镜手术一致,然后依层次严密缝合各层组织尤其深层肌肉组织,皮肤预留丝线以备拔除胸管时用于闭合切口。②于皮肤切口下 1、2 个肋间的腋后线位置另行戳孔置入 1 根胸腔引流管,放置部位与上述部位一致。但无论用上述何种方法,均不能彻底防止切口渗液及空气渗漏,或彻底避免在拔管后切口漏气而致的气胸发生。

隧道式引流管多用于长期置管的恶性胸腔积液患者。国内外研究发现,对于长期置管患者,隧道式引流管可减轻患者疼痛和减少长期并发症的发生,以及促进患者活动等。单操作孔胸腔镜手术后,于皮肤切口下 2 个肋间做皮下隧道至上一肋间进入胸腔,可有效避免拔管后引流管口渗液及漏气的发生,且可避免压迫肋间神经而造成的疼痛,同时又具备单根引流管的优势。

临床上另一个常见的问题是"我们应该在接受

肺叶切除术患者身上放置 1～2 个胸腔引流管吗?"
该领域的大量研究发现,放置 1 根或 2 根胸腔引流
管,在引流时间、引流量和住院时间上没有显著性差
异[5]。因此,使用 2 根胸腔引流管没有优于仅使用
1 根胸腔引流管,且可能造成更多的痛苦,医疗费用
也更高。

　　近年来,胸腔镜手术使患者受到的创伤减小、止
血效果更好且恢复更快。对于病灶较小、术后创面
较小及主要操作简单的患者,甚至可不放置胸腔引
流管。对于病情严重的肺癌患者,或病灶较大、手术
时间较长及手术难度较高的患者,还是提倡放置胸
腔引流管,以观察术后出血量和促进肺复张等。

10.3.2　如何拔除胸腔引流管

　　胸腔镜手术后放置胸腔引流管是胸外科手术后
的一项标准程序。通过胸腔引流管,可以排除胸腔
内的液体及气体,但胸腔引流管在一定程度上会增
加患者疼痛及不适感,并可能增加感染率。因此,在
不增加术后并发症的前提下,早期拔管可以减少疼
痛、感染等,从而缩短患者住院天数,这也是快速康
复外科的要求。但是,过早地拔除胸腔引流管又会
导致患者再发性胸腔积液、胸腔积气,从而可能需再

次行胸腔穿刺引流术或者胸腔闭式引流术。

在满足以下条件时,可拔除胸腔引流管:①无漏气(患者咳嗽时引流瓶内未见气泡溢出);②排除存在血胸、脓胸等并发症;③术后余肺已复张。关于术后胸腔引流量的多少,一直存在争议。

在拔除胸腔引流管之前,医生应该确定胸腔引流管已准备好拔出。拔除胸腔引流管通常是在完全吸气结束或完全呼气结束时进行的。Cerfolio 等最近的研究[3]显示,在呼气末拔除胸腔引流管所导致的无临床意义的气胸的概率低于在吸气末拔管。Bell 等关于创伤后拔除胸腔引流管的另一项研究[13]显示,在吸气结束或呼气结束时拔除胸腔引流管,两者胸腔引流管拔除后的气胸发生率相似。因此,他们的结论是,这两种方法是同样安全的。因此,所选择的拔管技术并不重要,重要的是拔管的方式和准备。一般来说,这两种拔管的时机都被认为是安全的[13]。

10.3.3 快速康复医学对术后胸腔引流管管理的影响

加速康复外科(enhanced recovery after surgery, ERAS)于 1997 年由丹麦 Kehlet 教授首次提出,是指通过优化围手术期的诸多处理措施,从而缓解手术创伤的应激反应,进而减少术后的并发症、缩短住院时间,达到患者快速康复的目的。随着腔镜技术的发展,术后早期下床、早期活动、疼痛管理、引流管管理及缩短住院时间等成为 ERAS 又一新的挑战。通过 Meta 分析发现,将 ERAS 应用于我国肺部手术,无论是否为胸腔镜手术,都有以下优势:①缩短患者胸腔引流管留置时间;②减少肺部感染、肺不张等术后并发症;③缩短住院时间;④降低患者住院费用。但 ERAS 是一个综合学科,集手术科室、麻醉及重症监护科等相关科室为一体综合管理。其对各个科室要求都很高,目前在基层医院尚较难开展。

10.3.4　胸腔引流管的并发症

胸腔镜术后胸腔引流管放置的并发症主要有疼痛、发热、感染,引流管扭曲、堵塞,皮下气肿及肺不张等,而早期拔出胸腔引流管可以有效地减少这些并发症。

(1)疼痛:主要是由于肺复张后引流管与壁层胸膜相互摩擦引起的疼痛,还有就是引流管压迫肋间神经引起的疼痛,在消瘦者特别容易出现。早期拔管可明显减少患者术后疼痛。

(2)感染、发热:多因患者术后较长时间未规范携带胸腔引流管,导致引流液逆行进入胸腔,且感染多发生于消瘦、体弱的患者,特别是术前白蛋白水平较低的患者。如患者术后有发热、白细胞升高,应警惕是否发生胸腔内感染。术后注意护理,及时应用抗生素等可预防感染。

(3)引流管扭曲、堵塞:因患者长时间带管或引流管置入深度不够,引流管扭曲,血液在引流管内发生凝血即可发生引流管堵塞。术后应及时观察引流管,如无漏气、无感染且引流量≤300mL/d,术后胸片显示胸腔内无积气、肺复张可,即可拔出引流管;如果水封瓶内水柱无波动,患者有胸闷、气短,且胸片显示胸腔内有积气、积液,则可能为引流管堵塞,应及时检查引流管是否扭曲、受压等,并及时排除堵塞。

(4)皮下气肿:是较为常见的并发症,多因引流管固定不良、引流不通畅,患者频繁咳嗽、活动,导致引流管滑出胸腔,使气体进入皮下所致。患者常有局部肿胀、压迫感,行局部切开排气即可。

(5)肺不张:患者术后未有效咳嗽或者引流管引流不畅等均可导致术后肺不张。术后应鼓励患者咳嗽、咳痰,保持引流管引流通畅。积极预防肺不张的措施如下:①术前戒烟,行深呼吸锻炼;②对肺内已有感染者,应先治疗感染,待感染控制后再行手术治疗;③术后鼓励患者排痰;④必要时加用负压吸引等措施减少肺不张的发生。

解剖性肺叶切除是早期肺癌外科治疗的主要措施,也是目前临床治愈各种肺部疾病的重要方法。随着腔镜设备以及技术的提升,腔镜手术越来越多地取代原来的开放性手术,但是术后胸腔引流管的放置一直是不变的流程。术后安放较细的胸腔引流管及单根引流管均可减小对胸膜的刺激,促进患者术后早期下床、咳嗽及咳痰,减轻疼痛,减少引流量,促进患者早期快速康复。

10.4　结　语

众所周知,关于胸腔引流管的选择、插入和拔除等管理不能掉以轻心。对胸腔引流管的管理需要建立在临床仔细观察的基础上,并应考虑患者的特点和所进行的手术操作。在不久的将来,在术后胸腔管理中可能会更多地使用数字设备,基于循证的胸腔导管管理将成为全世界的黄金标准。

参考文献

[1]Knobloch K. eComment：a tribute to Gotthard Bulau and Vincenzo Monaldi[J]. Interact Cardiovasc Thorac Surg,2008,7(6):1159.

[2]Cerfolio RJ,Bass C,Katholi CR. Prospective randomized trial compares suction versus water seal for air leaks[J] Ann Thorac Surg,2001,71(5):1613-1617.

[3]Cerfolio RJ,Tummala RP,Holman WL,et al. A prospective algorithm for the management of air leaks after pulmonary resection[J]. Ann Thorac Surg,1998,66(5):1726-1731.

[4]Marshall MB,Deeb ME,Bleier JI,et al. Suction vs water seal after pulmonary resection：a randomized prospective study[J]. Chest,2002,121(3):831-835.

[5]Dawson AG,Hosmane S. Should you place one or two chest drains in patients undergoing lobectomy? [J]. Interact Cardiovasc Thorac Surg,2010,11(2):178-181.

［6］Gilbert S，McGuire AL，Maghera S，et al. Randomized trial of digital versus analog pleural drainage in patients with or without a pulmonary air leak after lung resection［J］. J Thorac Cardiovasc Surg，2015，150(5)：1243-1249.

［7］Varela G，Jimenez MF，Novoa NM，et al. Postoperative chest tube management：measuring air leak using an electronic device decreases variability in the clinical practice［J］. Eur J Cardiothorac Surg，2009，35(1)：28-31.

［8］Pompili C，Detterbeck F，Papagiannopoulos K，et al. Multicenter international randomized comparison of objective and subjective outcomes between electronic and traditional chest drainage systems［J］. Ann Thorac Surg，2014，98(2)：490-496；discussion 6-7.

［9］Brunelli A，Monteverde M，Borri A，et al. Comparison of water seal and suction after pulmonary lobectomy：a prospective，randomized trial［J］. Ann Thorac Surg，2004，77(6)：1932-1937；discussion 7.

［10］Coughlin SM，Emmerton-Coughlin HM，

Malthaner R. Management of chest tubes after pulmonary resection：a systematic review and meta-analysis[J]. Can J Surg，2012，55(4)：264-270.

[11]Refai M，Brunelli A，Salati M，et al. The impact of chest tube removal on pain and pulmonary function after pulmonary resection［J］. Eur J Cardiothorac Surg，2012，41（4）：820-822；discussion 3.

[12]Antanavicius G，Lamb J，Papasavas P，et al. Initial chest tube management after pulmonary resection[J]. Am Surg，2005，71(5)：416-419.

[13]Bell RL，Ovadia P，Abdullah F，et al. Chest tube removal：end-inspiration or end-expiration?[J]. J Trauma，2001，50(4)：674-677.

第 11 章 基于 ERAS 理念下的 肺癌快速康复外科治疗

11.1 概 述

快速康复外科(fast-track surgery,FTS),又称加速康复外科(enhanced recovery after surgery,ERAS),最早由丹麦外科医生 Kehlet 和 Wilmore 于 1990 年提出,是指在围手术期综合运用一系列有循证医学证据的优化措施,减少手术对患者生理、心理的创伤,以达到减轻患者手术创伤应激反应、促进胃肠道功能恢复、减少术后并发症的目的[1,2]。ERAS 主要措施包括快速通道麻醉、微创技术、最佳镇痛技术及强有力的术后护理等一系列有循证医学证据的围手术期优化处理措施[3,4]。2001 年,欧洲率先成立了 ERAS 合作组。随后,欧美国家等开始开展关于 ERAS 的大量临床研究。最开始将 ERAS 应用于心脏外科冠状动脉旁路移植术中,随着 ERAS 理念的成熟,逐步被推广应用于骨科、泌尿外科、妇科及普通外科,并且大量研究证明了快速康复的安全性和有效性[5]。

随着国际上 ERAS 概念的提出,国内学者也很快跟进,ERAS 理念在普通外科领域率先得到应用。2006 年,四川大学华西医院胃肠外科将 ERAS 理念应用于结直肠手术患者的围手术期管理,并开展临床研究,提出早期撤离胃肠减压和早期进食可以加快患者术后康复,在国内最早应用 ERAS 理念[6]。南京军区总医院黎介寿教授为快速康复外科理念在我国的临床推广做了大量努力,提出了胃切除术后加速康复理念,进一步加深了外科医师对 ERAS 的理解[7]。

近几年来,ERAS 理念也逐渐引起我国胸外科医生的重视,并在胸外科得到了推广。华西医院胸外科的刘伦旭、车国卫教授团队在 ERAS 临床研究方面已有相关文章发表[8],并开展了 ERAS 多中心的前瞻性随机对照研究。浙江大学医学院附属第一医院(简称浙大一院)胸外科的胡坚教授团队连续两年将 ERAS 作为国际胸部肿瘤西子论坛的大会主题,并在国内率先成立胸外科的快速康复中心,在科室内建立了以气道管理为核心,包括气道管理、管道管理、无痛病房、营养管理、血栓管理和运动康复六大环节的胸外科 ERAS 多环节全程管理体系,使临床工作获益[9]。广州医学院第一附属医院胸外科何建行教授团队在国际上率先提出并实施了"非气管插管麻醉胸部手术"的全新胸外科 ERAS 理念[10]。《多学科围手术期气道管理专家共识(2016 年版)》的更新,进一步规范并促进多学科模式下的气道管理理念在国内临床实践中的应用[11]。在全国胸外科医生的共同努力下,胸外科 ERAS 相关理念得到了迅速推广和普及。

　　基于 ERAS 理念的肺癌快速康复外科治疗,涵盖患者的术前术后护理干预措施的优化、麻醉方式的改进和外科微创手术三个方面的内容。对于围手术期护理干预措施的优化,临床具体应用内容主要包括以下几个方面。①术前健康教育与心理护理,呼吸功能训练,缩短禁饮食时间,术前肠道准备和胃管的放置。②术中麻醉方式的优化,术中保温及引流管的放置。③术后有效镇痛,呼吸功能训练,早期下床活动,尽快恢复饮食,控制液体的输注量,以及拔除引流管等。这些措施及理念已被各类外科工作者广泛接受并逐步应用于临床工作。

11.2 术前准备

11.2.1 风险评估及宣传教育

术前评估往往可以计算、估计和分析患者的危险因素,使我们有机会优化对患者术前合并症及各器官功能的评估;仔细地评估患者的心肺功能,可以为患者选择一个合适的治疗方法[12]。肺功能评估是术前评估的重要内容,浙大一院胸外科将胸外科围手术期患者分为四型。Ⅰ型:肺功能实际正常,肺功能检查达标;Ⅱ型:肺功能实际正常,肺功能检查不达标;Ⅲ:肺功能实际异常,肺功能检查不达标,经训练后达标;Ⅳ型:肺功能实际异常,肺功能检查不达标,经训练仍不达。Ⅰ、Ⅱ型:可以安全手术;Ⅲ型:具有潜在的手术风险;Ⅳ型:高危患者,不能耐受手术。肺功能检查的目的在于有效鉴别上述四型患者。对于Ⅲ型患者,我们采取特殊的围手术期管理措施:术前予以呼吸治疗、呼吸锻炼及运动能力锻炼;术中尽可能减少手术创伤和缩小手术范围,避免过多的肺切除;术后则加强深呼吸锻炼,加强翻身拍背,用咳痰机或呼吸机辅助排痰,严格控制液体的入量和速度,对容易发生呼吸衰竭的患者及早给予无创正压通气。Ⅳ型患者因不能耐受手术,提交院内多学科(MDT)讨论,采取非手术治疗措施[9]。

11.2.2 运动锻炼

适度的运动是提高治疗效果的关键因素之一。Singh 等认为,手术前运动锻炼可以降低术后并发症的发生率,缩短住院时间,提高患者生活质量[13]。对于拟行肺切除术的患者,尤其术前肺功能较差者,练习吹气球及正确的咳嗽方式有利于促进肺复张并减少术后肺部并发症的发生。

11.2.3 戒　烟

有研究表明,术前吸烟与术后感染、伤口并发症、肺部并发症、神经系统并发症的发病率呈正相关[14]。戒烟是肺切除术特异性的保护措施。ERAS 建议手术患者尽早戒烟,有助于术后快速康复。

11.2.4 术前禁食

拟行肺切除术患者术前禁食的传统做法为术前禁食 12h,禁饮 8h,其目的是保证胃排空,减少发生误吸的风险,但其没有足够的循证医学证据。研究表明,长时间禁食、禁饮并不会降低误吸的发生率,反而可能引起患者术前口渴、饥饿及烦躁,诱发术后低血糖,增加术后胰岛素抵抗的发生率,加重应激反应,不利于术后恢复。因此,ERAS 提倡非糖尿病患者术前 12h 饮 800mL 清亮碳水化合物,术前 2～3h 饮 400mL 清亮碳水化合物,可以减轻术后饥饿和口渴感,缓解焦虑,减少胰岛素抵抗的发生,促进肠道功能恢复,加快术后康复[15]。

11.2.5 心理准备

医生与患者及其家属及时沟通,进行全面细致深入的术前宣教,介绍围手术期的相关知识,以取得患者配合并减轻患者焦虑,帮助其树立战胜疾病的信心。宣教的内容包括:疾病的起因、发展和预后;康复各阶段可能需要的时间及各种促进康复的方法;鼓励患者早期经口进食和下床活动,并给出建议和措施;充分评价和介绍术后咳痰、深呼吸以防治肺部合并症的重要性和措施,以取得患者的配合[16]。

11.3 术中优化

11.3.1 优化麻醉方法

肺癌手术的传统麻醉方式为双腔支气管插管全身麻醉。ERAS 要求术中麻醉效果稳定,术后应激反应轻,麻醉后恢复快。因此,可通过以下方法实现麻醉优化:①选择起效快、作用时间短、残余效应小的麻醉剂(如异丙酚、七氟醚、地氟烷、芬太尼、瑞芬太尼等),使患者快速苏醒,减少对机体生理的影响;②轻柔插管,低压通气,肺均匀膨胀;③及时清除气道及鼻咽口腔分泌物;④缩短单肺通气的时间,避免过长时间的血气分流;⑤术后尽快清醒拔管。

随着微创技术的进步、麻醉技术的改进、ERAS理念的深入,在胸段硬膜外麻醉＋静脉镇痛镇静＋迷走神经阻滞的非气管内插管下行胸腔镜手术为胸外科疾病患者提供了新的麻醉选择,使不同学科的优势完美配合,更好地推动了各学科的发展,开拓了胸部微创手术的技术前沿。将非气管内插管胸腔镜手术用于早期周围型肺癌的治疗最先由国外学者提出[17,18],国内也于 2011 年开始了非气管内插管胸腔镜手术的探索,指出在早期非小细胞肺癌中,非气管内插管胸腔镜手术可安全有效地进行肺楔形切除术、肺叶切除术以及肺段切除术[19,20]。广州医学院第一附属医院胸外科何建行教授团队研究发现,与传统插管全身麻醉手术相比,非气管内插管麻醉(见图 11-1)减少了术中全身麻醉药物的用量,有利于患者术后呼吸及消化功能的恢复,减轻了全身麻醉和机械通气对患者的损伤,更有利于患者术后快速康复,使更多的患者切实获益[10]。

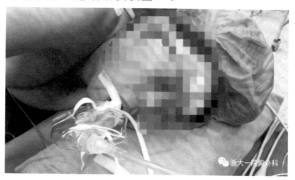

图11-1　患者术中非气管插管喉罩通气

11.3.2 微创手术技术

随着电视辅助胸腔镜手术(video-assisted thoracic surgery,VATS)技术的成熟,VATS已被广泛应用于临床。越来越多的文献报道证实了VATS肺切除的可行性。欧洲胸科医师协会数据库的1篇大数据配比性分析文献表明,对于肺叶切除术患者,VATS组(2721例)的术后并发症比传统开胸组(2721例)显著减少[21]。目前,VATS已经成为早期非小细胞肺癌治疗的主要手术方式。传统三孔胸腔镜手术包括3个切口,即胸腔镜孔、主操作孔、副操作孔,因副操作孔切口需经过背阔肌等肌群,故术后可出现上肢轻度感觉、活动障碍等。如何使肺癌的手术治疗更加微创,始终是胸外科医师追求的方向。于是,国内外学者开始尝试单操作孔胸腔镜手术,并其逐渐成为 VATS 诞生以来最大的技术革新。2011 年,Gonzalez 等首次报道单操作孔胸腔镜下肺叶切除和系统性淋巴结清扫[22]。多项临床研究显示,单操作孔胸腔镜手术安全可行,并且能够明显减轻术后疼痛,降低阿片类镇痛药物的用量,提高患者生存质量[23,24]。随着腔镜设备的发展,未来的无线摄像系统可能并不占用手术切口,在不干扰其他器械的同时提供多向视角,单操作孔胸腔镜手术的微创优势会变得越来越明显。

虽然 VATS 是胸外科 ERAS 首选的手术方式,但手术方式并不是影响术后恢复的唯一要素,手术时间过长也会增加术后感染的风险,从而可能导致住院时间延长,因此无论采用何种术式,熟练的外科操作技能是外科医师必须掌握的。真正的微创并不完全取决于切口的大小,而更多取决于手术中每一个精准的操作,最大限度地保护余肺功能、尽可能减少出血、缩短手术时间、避免损伤重要神经及胸导管等,才能做到真正意义上的减少手术应激。随着胸部微创高新诊疗技术的应用与推广,如电磁导航技术、基于人工智能技术的手术规划、智能化手术机器人系统的开发,胸外科手术将更加精准化。

11.3.3 保持体温

在麻醉药物的作用下,患者调节体温的生理保护机制遭到破坏,患者体温易受手术室环境温度、皮肤或手术野暴露、输液温度、麻醉药物致血管扩张等因素影响。部分手术困难的肺切除患者手术时间较长,如不进行干预,易出现低体温。一旦体温过低,可能导致生物酶活性改变进而导致代谢及凝血功能异常,术中失血量增加,术后输血需求增加,伤口愈合时间延长,感染风险增加,发生心血管意外的风险增高,甚至住院时间延长。建议通过提高环境温度、适当加温输注的液体、使用加温毯和暖风机等多种方式来预防低体温的发生,不仅可减少切口感染和手术失血,而且能降低心血管意外事件的发生率,降低发生手术应激反应和术后器官功能障碍的风险[25,26]。

11.3.4 肺保护性通气

目前,单肺通气仍是大多数肺切除术所必需的,ERAS强调肺保护性通气旨在尽可能减少呼吸道并发症和急性肺损伤。主要措施包括适当的呼气末正压及小潮气量通气。适当的呼气末正压可以使更多的肺泡开放,从而减少肺泡反复塌陷引起的肺损伤。小潮气量的应用可以降低气道压及减少炎性反应[27]。

11.4　术后康复

11.4.1　多模式镇痛

胸外科术后切口剧烈疼痛直接限制患者的呼吸及咳嗽、咳痰功能。而在充分镇痛的基础上,能够保证患者呼吸的稳定,鼓励患者咳嗽、咳痰和早期下床活动,促进患者余肺复张,减少术后肺部并发症的发生。因此,术后镇痛是 ERAS 的核心理念之一。术后镇痛的常规方法包括口服阿片类药物、静脉自控镇痛（patient controlled intravenous analgesia,PCIA）、硬膜外自控镇痛（patient controlled epidural analgesia,PCEA）、肋间神经阻滞、肋间神经冷冻等。其中,PCIA 应用较为普遍,但静脉应用阿片类药物易抑制患者的呼吸及咳嗽反射,不利于余肺复张。ERAS 倡导有效镇痛及多模式镇痛。单纯使用

PCIA 会增加阿片类药物的使用量,增加不良反应发生率,因此目前临床上多采用多模式镇痛方案[28]。周时蓓等提出,肋间神经阻滞(intercostal nerve block,INB)联合静脉自控镇痛方式能减轻胸腔镜手术患者术后 24h 内的急性疼痛,且能减少静脉自控镇痛阿片类药物的累积用量[29]。Iodice 等研究发现,术后复合使用吗啡类、COX-2 抑制剂、非甾体类抗炎药的多模式镇痛,能够促进患者早期拔管及术后恢复[30]。近年引入国内的肋间神经冷冻止痛技术主要通过冷冻肋间神经、阻断神经传导功能而止痛,且神经功能多可在 1~3 个月内恢复。研究表明,肋间神经冷冻对因肋间神经及分支的挤压和损伤而引起的术后疼痛有稳定的镇痛效果,避免静脉自控镇痛的不良反应,且患者术后肺功能恢复较快[31]。

11.4.2 术后管道管理

患者术后切口疼痛常与胸腔引流管刺激胸膜及压迫损伤肋间神经有关,且有限制患者咳嗽、咳痰和早期康复训练等诸多不便,从而可能导致心律失常、肺部感染、肺不张、呼吸功能衰竭、下肢静脉血栓以及肺动脉栓塞等术后并发症。对胸腔引流管的管理是在肺切除术中应用 ERAS 的关键因素之一。临床研究的热点包括少留管、留细管甚至不留管，减轻患者因留置胸腔引流管而带来的痛苦。

胸腔引流管的留置时间直接影响术后住院时间与住院费用。对于没有漏气、乳糜胸、胸腔出血、感染等并发症的患者，在复查胸部 X 线片提示患侧肺复张好的情况下，临床研究多以胸腔引流量决定是否拔除胸腔引流管。一般认为，胸腔引流量小于 150mL/24h 时，拔除胸腔引流管是安全的。但越来越多的研究表明，高于该标准时，拔除胸腔引流管同样安全，从 ≤200mL/24h，≤300mL/24h，再到 ≤400mL/24h，甚至 ≤500mL/24h[32,33]。Gottgens 等研究表明，58.5% 的肺叶切除患者可以在术后 24h 内拔除胸腔引流管，82.5% 的肺叶切除患者可以在术后 48h 内拔除胸腔引流管[34]。有研究提出，VATS 肺楔形切除术后 90min 内拔除胸腔引流管是安全可行的[32-35]。早期拔除胸腔引流管可以缩短术后住院时间，减轻术后疼痛，减少住院费用，且不增加术后并发症的发生率。早期拔管具有一定的可行性和安全性，但相关循证医学证据仍较少，最佳拔管标准仍需扩大样本量进一步进行研究。

传统胸腔引流管多采用 28F 聚氯乙烯（PVC）材

质管,其本身硬度较高、需要缝线固定、拔管后部分需要缝合。目前,临床上已有用 16 号胃管、16F 尿管、19F 硅胶管等代替 28F PVC 管的研究,研究结果表明细管径引流管与 28F PVC 管术后引流效果相当,但细管径引流管在减少术后疼痛和促进切口愈合方面具有优势,因此,选择合适的胸腔引流管既可减轻患者疼痛,又可保证引流效果[36-38]。

　　研究表明,若遵循严格的筛选标准,在患者胸腔漏气实验阴性、无肺大疱或肺气肿、无胸膜粘连以及无术前胸腔积液等前提下,VATS 肺楔形切除术后不留置胸腔引流管是安全可行的,能避免患者术后睡觉和卧床时胸腔引流管带来的限制,同时还能降低住院费用[39]。何建行等[40]在非气管插管麻醉下胸腔镜手术的基础上完善和发展了无管化胸腔镜手术(tubeless-VATS),即无须进行气管插管麻醉,术后无须留置胸腔引流管,无须留置导尿管,术后患者可以早期下床活动,24h 后出院,使胸外科向日间手术的方向发展。浙大一院胸外科已完成无管化胸腔镜手术 40 余例,均在手术后 1～2 天顺利出院,无1 例出现明显并发症,胸外科手术日间化已经成为现实(见图 11-2 和图 11-3)。

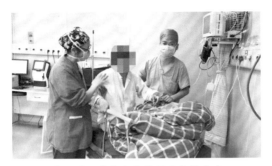

图 11-2　患者麻醉苏醒后坐位休息

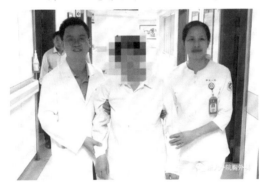

图 11-3　患者回病房后下床步行

11.4.3 气道管理

围术期气道管理是 ERAS 的重要组成部分,可以有效减少并发症、缩短住院时间、降低再入院率及死亡风险,改善预后。《多学科围术期气道管理专家共识(2016年版)》指出术后气道管理的主要措施如下。

(1)缩短苏醒时间。手术结束前适当停用肌肉松弛药物,避免术后呼吸机过度辅助通气。

(2)有效镇痛。强调个性化治疗,提倡多模式镇痛联合应用。

(3)保持气道通畅。鼓励并协助患者尽早进行深呼吸及有效咳嗽,采取体位引流、胸背部拍击等方法,保持呼吸道畅通,促进痰液排出及肺复张,必要时行纤维支气管镜吸痰,并根据患者的具体情况辅以抗菌药物,局部使用糖皮质激素及支气管扩张剂。

(4)早期下床活动。一般于术后第1天鼓励患者下床活动,部分患者经主管医师和麻醉师评估后可更早下床活动。

(5)限制液体入量。术后严格管理液体摄入量,根据病情,术后前3d将液体摄入量控制在35～50mL/(kg·24h);对全肺切除者,对液体摄入量的控制要更加严格。鼓励患者术后早期恢复饮食,降低静脉液体摄入量。

(6)加强术前合并疾病控制。

(7)加强营养支持。

11.4.4　营养支持

术后营养支持强调经口进食为首要选择。术后拔除气管导管后即可少量饮水,术后次日即可开始进流质饮食,加快肠道功能恢复,尽量避免对静脉营养的依赖。肠内营养可以调整肠道菌群,减少菌群紊乱导致的肠道细菌易位的发生。待肠功能恢复正常后,营养支持的目的即转变为提供营养物质,促进患者体质恢复。

11.4.5　运动康复

运动康复直接关系到患者术后康复,包括一般性锻炼、呼吸功能锻炼和肢体活动锻炼。运动康复与其他五个环节互相促进,合适的运动康复训练可以减轻疼痛,预防血栓形成。原则上,术后患者一旦意识清醒,在生命体征平稳、引流管固定好的情况下,就要鼓励其进行床上活动,并尽可能早期下床活动。术后第 1 天起,每 2 小时做深呼吸,予以叩背,鼓励有效咳嗽、排痰,并用激励式肺量计行呼吸功能锻炼,2～4 次/天。

11.4.6　血栓管理

在患者入院时,即要进行深静脉血栓(venous thromboembolism,VTE)风险评估,填写 VTE 风险评估表,根据评估结果给予相应的 VTE 预防措施,包括早期活动、预防性抗凝治疗、使用抗血栓压力带等,降低术后肺栓塞和脑栓塞的发生率。

目前,ERAS 理念在肺癌外科治疗中的应用已经取得了显著的效果。张银文等[41]观察了 ERAS 理念在 VAST 肺切除术中的应用效果,对快速康复组的患者采取术前宣教、术中微创操作、术后早期活动及进食等措施,结果发现快速康复组的并发症总发生率降低,住院时间明显缩短,住院费用也明显降低。Paci 等[42]探讨了 ERAS 理念在肺切除术围手术期应用的可行性及其对医疗费用的影响,研究比较了 ERAS 组(75 例)和传统管理组(58 例)的住院时间、并发症总发生率及总费用。结果显示,ERAS 的应用不仅可以缩短住院时间、降低并发症总发生率,而且可以节约总费用。加拿大麦吉尔大学 Madani 等[43]的研究纳入了在该中心行开放性肺癌切除术的 234 例病例,并根据临床路径不同,将其分为 PRE 组(传统管理组)和 POST 组(采取 ERAS 管理组),PRE 组患者的术前教育、术后胸腔引流管引流时间、营养方案、运动方案、出院时间等主要由医师自行决定,无明确规范。而 POST 组采用完善细致的 ERAS 方案进行统一管理,例如:术后当日,胸腔引流管维持－20cmH₂O 负压引流；术后第 1 天，移除负压引流；术后第 2 天，如 24 小时引流量＜300mL，则予以拔除胸腔引流管；患者如留置 1 根胸腔引流管，则在无并发症的情况下，术后第 3 天出院等。研究提示，两组患者的基础肺功能、性别、年龄等指标大体相同，但 POST 组并发症总发生率低、尿路感染发生率低、胸腔引流管留置时间短；但两组再入院率相近，延期出院率也相近。深圳市第三人民医院胸外科乔坤等设计了一项对照研究，以探讨优化肺癌围手术期管理联合胸腔镜手术的 ERAS 治疗模式可否减轻患者术后的应激反应、缩短住院天数和促进康复[44]。浙大一院胡坚教授团队积极开展ERAS 多环节全程管理，在核定床位不变的情况下，年手术量逐年上升，平均住院日下降约 6.3%，同时患者住院费用降低，术后并发症发生率低，显示该管理具有显著的卫生经济学价值[9]。

　　实践表明，ERAS 在胸外科是切实可行、卓有成效的。目前，肺癌外科治疗模式也积极向微创化、精准化的方向发展。随着高新技术及理念的不断推陈出新，ERAS 理念必然更加全面深入。ERAS 的实施依赖于标准化的路径、多学科团队协作和 ERAS理念的普及。ERAS 的内容涉及多学科领域，通过各领域专业人员(如外科医师、麻醉医师、专科护士、营养医师和康复治疗师等)相互协作,为患者提供专业的外科治疗和最好的临床护理,最终达到快速康复的效果。

参考文献

[1]Loop T. Fast track in thoracic surgery and anaesthesia:update of concepts[J]. Curr Opin-Anaesthesiol,2016,29(1):20-25.

[2]Steenhagen E. Enhanced recovery after surgery:it's time to change practice![J]. Nutr Clin Pract,2016,31(1):18-29.

[3]Tyson MD,Chang SS. Enhanced recovery pathways versus standard care after cystectomy:a meta-analysis of the effect on perioperative outcomes [J]. Eur Urol,2016,70(6):995-1003.

[4]Azhar RA,Bochner B,Catto J,et al. Enhanced recovery after urological surgery:a contemporary systematic review of outcomes,key elements,and research needs[J]. Eur Urol,2016,70 (1):176-187.

［5］Slim K. The benefits of enhanced recovery after surgery［J］. J Visc Surg，2016，153（6S）：S41-S44.

［6］Zhou T，Wu XT，Zhou YJ，et al. Early removing gastrointestinal decompression and early oral feeding improve patients' rehabilitation after colorectostomy［J］. World J Gastroenterol，2006，12（15）：2459-2463.

［7］Jiang Z，Li J. Current status of enhanced recovery after surgery in China［J］. Zhonghua Wei Chang Wai Ke Za Zhi，2016，19（3）：246-249.

［8］Gao K，Yu PM，Su JH，et al. Cardiopulmonary exercise testing screening and pre-operative pulmonary rehabilitation reduce postoperative complications and improve fast-track recovery after lung cancer surgery：a study for 342 cases［J］. Thorac Cancer，2015，6（4）：443-449.

［9］胡坚，吴益和. 胸外科 ERAS 多环节全程管理体系的建立与实践［J］. 中国胸心血管外科临床杂志，2017，24（6）：413-416.

［10］Guo Z，Shao W，Yin W. Analysis of feasibility and safety of complete video-assisted thoracoscopic resection of anatomic pulmonary segments under non-intubated anesthesia[J]. Journal of thoracic disease,2014,6(1):37-44.

[11]多学科围手术期气道管理专家共识(2016年版)专家组. 多学科围手术期气道管理专家共识(2016 年版)[J]. 中华胸部外科电子杂志,2016,3(3):129-133.

[12]Choi H,Mazzone P. Preoperative evaluation of the patient with lung cancer being considered for lung resection [J]. Current Opinion in Anaesthesiology,2015,28(1):18-25.

[13]Singh F,Newton RU,Galvao DA,et al. A systematic review of pre-surgical exercise intervention studies with cancer patients[J]. Surgical Oncology,2013,22(2):92-104.

[14]Marie Grønkjær,Eliasen M,Skov-Ettrup LS,et al. Preoperative smoking status and postoperative complications a systematic review and meta-analysis[J]. Annals of Surgery,2013,259(1):52-71.

[15] Horosz B,Nawrocka K,Malec-Milewska M. Anaesthetic perioperative managementaccording to the ERAS protocol[J]. Anaesthesiology Intensive

Therapy 2016,48(1):49-54.

[16]王天佑.快速康复外科理念与胸外科[J].中国胸心血管外科临床杂志,2014,21(1):3-4.

[17]Gonzalez-Rivas D,Yang Y,Guido W,et al. Non-intubated (tubeless) uniportal video-assisted thoracoscopic lobectomy[J]. Ann CardiothoracSurg, 2016,5(2):151-153.

[18]Wang W,Peng G,Guo Z,et al. Radical resection of fight upper lung cancer using uniportal video-assisted thoracic surgery with non-intubated anesthesia[J]. J Thorac Dis,2015,7(12):2362-2365.

[19]Dong D,Ling L,Li Y,et al. Anesthesia with nontracheal intubation in thoracic surgery[J]. Journal of Thoracic Disease,2012,4(2):126-130.

[20]Chen KC,Cheng YJ,Hung MH,et al. Nonintubatedthoracoscopic lung resection:a 3-year experience with 285 cases in a single institution[J]. Journal of Thoracic Disease,2012,4(4):347-351.

[21]Falcoz PE,Puyraveau M,Thomas PA,et al. Video-assisted thoracoscopic surgery versus open lobectomy for primary non-small-cell lung cancer:a propensity matched analysis of outcome from the

European Society of Thoracic Surgeon database[J]. Eur J Cardiothorac Surg,2016,49(2):602-609.

[22] Gonzalez D,Paradela M,Garcia J,et al. Single-port video-assisted thoracoscopiclobectomy[J]. Interact Cardiovasc & Thorac Surg,2011,12(3):514-515.

[23]Mcelnay PJ,Molyneux M,Krishnadas R,et al. Pain and recovery are comparable after either uniportal or multiport video-assisted thoracoscopic lobectomy: an observation study [J]. Eur J Cardiothorac Surg,2015,47(5):912-915.

[24]张明,吴奇勇,王勇,等.单孔全胸腔镜下肺叶切除术治疗早期肺癌[J].中国微创外科杂志, 2016,16(12):1125-1126.

[25]Horosz B,Malec-milewska M. Inadvertent intraoperative hypothermia [J]. Anaesthesiol Intensive Ther,2013,45(1):38-43.

[26]Horosz B,Malec-milewska M. Methods to prevent intraoperative hypothermia[J]. Anaesthesiol Intensive Ther,2014,46(2):96-100.

[27] Kilpatrick B,Slinger P. Lung protective strategies in anaesthesia [J]. British Journal of

Anaesthesia,2010,105(Supplement 1):i108-i116.

[28]Pavelescu D,Mirea L,Paduraru M,et al. The role of multimodalanalgesia in the decrease of postoperative surgical stress responsein major neoplastic thoraco-abdominal surgery[J]. Chirurgia, 2011,106(6):723-728.

[29]周时蓓,仓静.肋间神经阻滞联合静脉自控镇痛对胸腔镜手术患者术后镇痛效果的观察.中国临床医学,2011,18(2):226-229.

[30]Iodice FG,Thomas M,Walker I,et al. Analgesia in fast-trackpaediatric cardiac patients[J]. Eur J Cardiothorac Surg,2011,40(3):610-613.

[31]张晓,郎保平,张卫国,等.肋间神经冷冻止痛在开胸术中的应用.中华外科杂志,2003,41(8):640-640.

[32]Younes RN,Gross JL,Aguiar S,et al. When to remove a chest tube A randomized study with subsequent prospective consecutive validation [J].J Am Coil Surg,2002,195(5):658-662.

[33]张晔,李辉,胡滨,等.肺叶切除术后早期拔除胸腔引流管的前瞻性随机对照研究[J].中华外科杂志,2013,51(6):533-537.

［34］Gottgens KWA，Siebenga J，Belgers EHJ，et al. Early removal of the chest tube after complete video-assisted thoracoscopiclobectomies［J］. Eur J Cardiothorac Surg，2011，39（4）：575-578.

［35］Bjerregaard LS，Jensen K，Petersen RH，et a1. Early chest tube removal after video-assisted thoracic surgery lobeetomy with serous fluid production up to 500 mL/day［J］. Eur J Cardiothorac Surg，2014，45（2）：241-246.

［36］潜艳，董翠萍，严伟. 16号胃管代替传统胸管在临床中的应用［J］. 齐鲁护理杂志，2016，22（1）：118.

［37］周洪霞，杨梅，廖虎，等. 胸腔镜肺叶切除术后16F尿管胸腔引流可行性的前瞻性队列研究［J］. 中国胸心血管外科临床杂志，2016，23（4）：334-340.

［38］Kamiyoshihara M，Nagashima T，Ibe T. A proposal for management after lung resection，using a flexible silasticdrain［J］. Asian Cardiovascular & Thoracic Annals，2010，18（5）：435-442.

［39］Nakashima S，Watanabe A，Mishina T，et al. Feasibility and safety of postoperative management without chest tube placement after thoracoscopic wedge resection of the lung[J]. Surgery Today,2011,41(6):774-779.

[40]Xia Z,Qiao K,He J. Recent advances in the management of pulmonary tuberculoma with focus on the use of tubeless video-assisted thoracoscopicsurgery [J]. J Thorac Dis,2017,9(9):3307-3312.

[41]张银文,潘亚男,毛晓博,等. 快速康复外科指导下胸腔镜手术围术期处理的重建[J]. 中国医药导报,2017,14(8):115-119.

[42]Paci P,Madani A,Lee L,et al. Economic impact of an enhanced recovery pathway for lung resection[J]. The Annals of Thoracic Surgery,2017,104(3):950-957.

[43]Madani A,Fiore JF Jr,Wang Y,et al. An enhanced recovery pathway reduces duration of stay and complications after open pulmonarylobectomy [J]. Surgery,2015,158(4):899-910.

[44]乔坤,彭彬,黄代强,等. 加速康复外科联合全胸腔镜在肺癌病人根治术中的应用研究[J]. 肠外与肠内营养,2016,23(111):41-44.

附　路径图

基于肺结节位置的手术总体规划

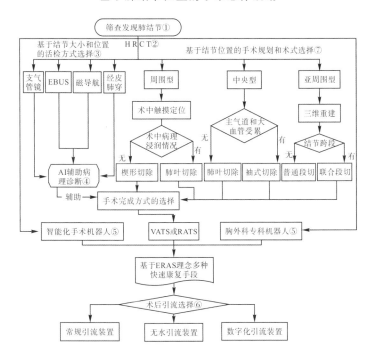

1.肺结节的筛查方式目前指南推荐为低剂量螺旋CT,为明确诊断或有手术需求的患者实施肺部高分辨CT(HRCT)检查。

2.对于HRCT检查示持续存在3个月以上的肺结节,应由临床医生判断其良恶性后再确定后续诊疗。目前,人工智能(AI)在肺结节的影像诊断中也显示出良好的应用前景。

3.对于影像学检查难以判断良恶性的肺结节,可以根据结节的大小和位置选择术前活检的方式,以获取组织行病理学诊断。

4.无论是术前活检获取标本还是手术切除标本,人工智能辅助病理学诊断都可以作为冰冻病理诊断的辅助技术。

5.除常规的阶段式诊断、定位、活检、手术外,一站式智能化手术机器人或胸外科专科机器人也逐渐走向临床,未来有希望实现肺结节的一站式诊疗。

6.除常规术后引流外,无水引流装置、数字化引流装置甚至无管肺手术也是术后快速康复的潜在选择。

7.对于多发肺结节,由于目前尚无统一的指南和共识,所以在本书路径图中暂不涉及。

周围型肺结节的手术规划

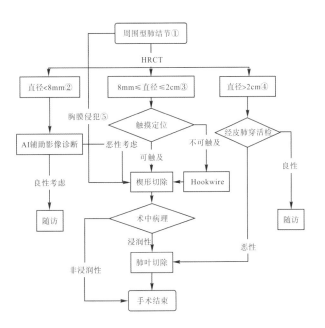

1.周围型肺结节的定义为:结节在 CT 上的位置在壁层胸膜距离肺门或纵隔胸膜外 1/3。此类肺结节大多可以在肺表面直接观察到或通过术中触摸定位确定。

2.对于直径<8mm 的周围型结节,在影像学恶性证据不足的情况下,可以继续每 3 个月随访一次;对于恶性考虑的结节,可直接行楔形切除,再根据术中病理结果确定是否扩大切除范围。

3.对于 8mm≤直径≤2cm 的周围型肺结节,如术中可直接触摸定位,则在楔形切除病灶的基础上,根据病理结果决定是否扩大切除范围;对于无法触摸定位的周围型肺结节,可行术前经皮肺穿、Hookwire 定位,以辅助手术治疗。

4.对于直径>2cm 的周围型肺结节,推荐先行经皮肺穿活检,根据病理结果确定诊疗方案。

5.对于 CT 检查显示有明显胸膜侵犯的周围型肺结节,无论病灶直径大小,都推荐手术治疗。

注:该路径图基于本中心的临床实践经验,结合《2020 版 CSCO 非小细胞肺癌指南》和《肺结节诊治中国专家共识》而制定,仅供读者参考。

亚周围型肺结节的手术规划

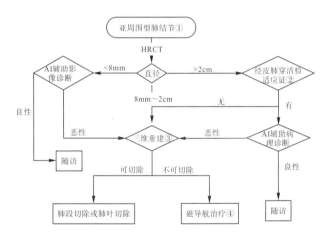

1. 亚周围型肺结节（中间型肺结节）的定义为：结节在 CT 上的位置在壁层胸膜距离肺门或纵隔胸膜中 1/3，对于靠近肺裂的亚周围型肺结节，其手术规划同周围型肺结节。

2. 对于直径＞2cm，良恶性难以鉴定的亚周围型肺结节，应先行经皮肺穿活检，明确病理后再决定后续治疗。

3. 对于经影像评估有手术必要性的亚周围型肺结节，应常规行术前三维重建。

4. 对于局部复发性或转移性亚周围型肺结节，在术前评估无法行 R_0 切除时，可在三维重建的基础上行磁导航支气管镜下介入治疗，如微波消融、射频消融、氩气刀等。

注：该路径图基于本中心的临床实践经验，结合《2020 版 CSCO 非小细胞肺癌指南》和《肺结节诊治中国专家共识》而制定，仅供读者参考。

中央型肺结节的手术规划

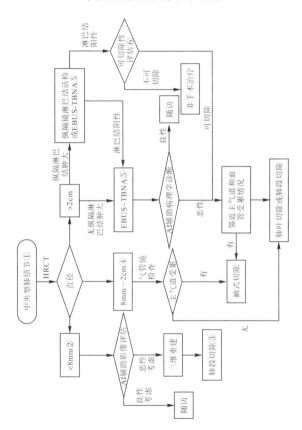

1.中央型肺结节的定义为:结节在 CT 上的位置在壁层胸膜距离肺门内 1/3,包括纯实性结节和磨玻璃结节。

2.对于直径<8mm 的中央型肺结节,影像学评估有恶性可能的,宜术前行三维重建以明确结节精确解剖位置和肺门血管精细结构,再行肺段切除。

3.根据三维重建中结节的解剖定位,这里肺段切除的手术方式包括单纯肺段切除、联合肺段切除、亚肺段切除以及联合亚段切除。

4.对于 8mm≤直径≤2cm 的中央型结节,推荐常规行术前支气管镜检查,以评估主气道受累情况;对于有气道受侵犯的情况,可行袖式切除。

5.对于直径>2cm 的中央型肺结节,可先行 EBUS-TBNA 穿刺活检,以明确肺结节或淋巴结的病理诊断,辅助临床分期以及术式选择。

6.对于淋巴结阳性的直径在 2cm 以上的中央型肺结节(N_1 或 N_2),应由临床医生仔细评估其可切除性,再行手术治疗或非手术治疗。

注:该路径图基于本中心的临床实践经验,结合《2020 版 CSCO 非小细胞肺癌指南》和《肺结节诊治中国专家共识》而制定,仅供读者参考。

一站式经皮穿刺诊疗技术路径图

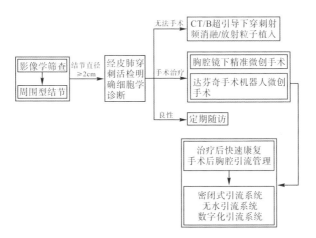

对于周围型肺结节的诊断与治疗,尤其在影像学筛查发现肺结节直径大于 2cm 时,一站式经皮穿刺诊疗技术有较明显的优势。经皮穿刺细胞学活检是高效又经济地获取临床细胞学诊断依据的一种手段。该技术对患者的创伤小,安全性高,并且对周围型肺结节后续临床治疗方案的选择有着重要的意义。除细胞学活检外,基于经皮穿刺诊疗技术的射频消融、放射粒子植入等手段也是周围型肺癌局部治疗的重要途径。相关内容详见"一站式经皮肺穿刺诊疗技术"章节。

精准微创手术诊疗路径图

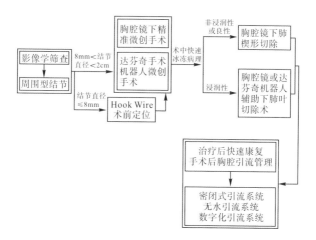

对于直径小于 2cm 的周围型肺结节，术中的精确定位对手术的顺利进行是至关重要的。在现阶段，Hook Wire 术前定位技术是临床工作中广泛应用的术前定位技术，具有微创、安全性高等特点。更关键的是，该技术能在术中为术者提供直视下的精确定位，为术者权衡手术切除范围提供重要的参照。相关内容详见"胸腔镜下肺癌精准手术"章节。

超声支气管镜诊疗技术路径图

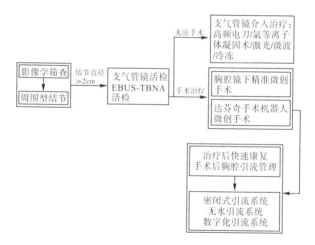

纤维支气管镜技术是现代胸外科临床诊疗中必不可少的技术。而对于靠近肺门的中央型肺结节，超声支气管镜活检技术可以在术前为临床医生提供细胞学的诊断证据。在超声探头的引导下，操作者可以清晰地看到肺内的结节性病变，以及肺结节与周围重要血管和组织结构的关系，避免在活检过程中对血管及其他重要组织结构造成损伤，提高细胞学检查的安全性。此外，支气管镜与超声探头结合能够提高穿刺的成功率与精确性，减少假阴性结果的产生。

支气管镜介入治疗技术路径图

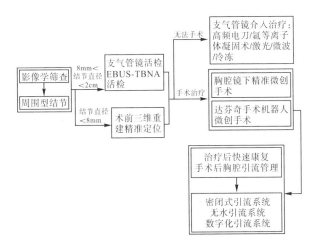

随着支气管镜技术的不断进步,其在临床治疗中的应用不断得到拓展。基于支气管镜技术的介入治疗已经成为胸外科临床诊疗不可或缺的治疗手段。现有的经气管镜介入治疗技术包括微波热凝、高频电切割及电凝、氩等离子体凝固术、激光、冷冻等,适用于无法手术的良、恶性疾病的局部治疗,特别是近肺门的中央型肺癌,或累及肺叶、段、亚段支气管的病变。

电磁导航支气管镜技术路径图

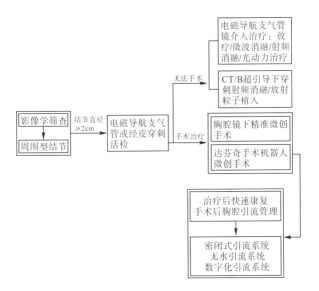

与前述的周围型和中央型肺结节有所不同,亚周围型肺结节对术前及术中定位的精确性要求更高,难度也更大。而电磁导航支气管镜技术的应用很好地解决了这个难题。在电磁导航技术的引导下,支气管镜可以准确地到达亚周围型肺结节所在的位置,进行精准穿刺活检或相应的治疗。以电磁导航支气管镜技术为基础可以开展多样化的精准微创化治疗,包括电磁导航引导的支气管镜放射治疗、射频消融治疗、微波消融治疗和光动力治疗等。

术前三维重建技术诊疗路径图

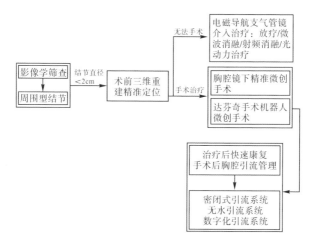

亚周围型肺结节的术前定位可以直接影响术者对手术方式及切除范围的规划。尤其对于直径小于2cm的亚周围型肺结节,在术中直视条件下很难定位,这是影响手术顺利进行的重要因素。术前的三维重建技术能够以三维立体影像展示亚周围型肺结节的精确位置,同时能够清晰显示肺结节与周围重要血管及支气管的位置关系,为术者规划手术方案及切除范围提供重要的参考价值,从而保证精准手术治疗的顺利进行。